Kunsttherapie für die Gruppe

KUNST THERAPIE FÜR DIE GRUPPE

Spiele und Experimente

Klaus W. Vopel

iskopress

ISBN 978-3-89403-139-8
5. Auflage 2021

Umschlaggestaltung: Mathias Hütter, Schwäbisch Gmünd
Druck und Bindung: WirmachenDruck GmbH, Backnang

Bibliografische Information der Deutschen Bibliothek
Die Deutsche Bibliothek verzeichnet diese Publikation in der Deutschen Nationalbibliografie; detaillierte bibliografische Daten sind im Internet über http://dnb.ddb.de abrufbar.

Inhalt

Vorwort

Ausgangspunkt für dieses Buch war mein eigenes Interesse an darstellender Kunst. Von Anfang an ist es für mich ganz natürlich gewesen, in den Gruppen, mit denen ich arbeite, auch Mal- oder Zeichenexperimente vorzuschlagen. Die dabei entstehenden Bilder erweisen sich als wertvolle Bereicherung für den Gruppenprozess. Außerdem lässt sich damit der Arbeitsraum persönlich gestalten, was der Gruppe bei ihrer Identitätsfindung hilft.

Bisher habe ich in meinen Büchern bereits sporadisch Aktivitäten beschrieben, in denen gemalt oder gezeichnet wurde. Dies ist jedoch die erste Monografie zum Thema Kunsttherapie. Mein Verständnis für die heilsame Kraft der zeichnerischen und malerischen Darstellung hat in den letzten Jahren ganz neue Impulse bekommen. Lange Zeit schätzte ich vor allem die expressiven Möglichkeiten der bildenden Kunst. Jetzt sehe ich, dass der Prozess der Bildgestaltung auch eine alternative Bewusstseinshaltung mit sich bringt, wie wir sie z. B. bei tiefer Entspannung, bei Meditation, in der Hypnotherapie oder bei Imaginationen erleben.

Bei der Zusammenstellung der Kunstexperimente habe ich nicht nur an speziell ausgebildete Kunsttherapeuten gedacht, sondern auch an solche Gruppenleiter, Therapeuten, Lehrer und Berater, die daran interessiert sind, ihr Repertoire zu erweitern und neue Methoden auszuprobieren. Zeichnen und Malen gehören zu den ältesten Ausdrucksformen der Menschheit und ihr therapeutisches Potenzial ist bei weitem noch nicht ausgeschöpft. Außerdem sind auf dem Gebiet der Kunstpädagogik in letzter Zeit hochinteressante Entwicklungen zu beobachten. Ich denke dabei z. B. an Arno Stern, der mit seinem Malort eine faszinierende Arbeits- und Erlebnisform geschaffen hat.

Ich bin überzeugt, dass das Interesse an kunsttherapeutischen Methoden in den kommenden Jahren zunehmen wird, weil hier mit verhältnismäßig einfachen Mitteln sehr viel erreicht werden kann:

- innere Entspannung,
- Ausdruck von Gefühlen,
- Persönlichkeitsentwicklung,
- Förderung persönlicher Stärken,
- Impulse zur Gruppenintegration,
- Entwicklung von veränderten Bewusstseinslagen,
- Förderung von Optimismus sowie
- Kultivierung eines starken Ich.

Ich habe mich bemüht, die einzelnen Themen möglichst oft durch eine geleitete Imagination vorzubereiten. Therapieverfahren wie Psychosynthesis, Wachtraum, Psychoimagination und das ganze Spektrum hypnotherapeutischer Imaginationen und Phantasiereisen schaffen ein inneres Erlebnis, eine emotionale Energie, die dann im Prozess des Zeichnens oder Malens vertieft und erweitert werden kann. Die Teilnehmer lernen bei diesem integrierten Vorgehen oft in einer milden Trance, die zu Beginn durch eine gründliche Entspannungsinduktion vorbereitet wird.

Klaus W. Vopel

Einleitung

Dieses Buch ist für Angehörige der helfenden Berufe bestimmt, die mit Gruppen arbeiten: für Kunsttherapeuten, Seelsorger, Ärzte, Berater, Lehrer, Sozialarbeiter, Jugendleiter, Trainer und Paartherapeuten.

Kunsttherapeutische Experimente können starke emotionale Auswirkungen haben, sodass es wichtig ist, dass der Leiter/die Leiterin über eigene, auf Erlebnisse begründete Erfahrungen auf diesem Gebiet verfügt. Manchmal ist es schwierig, die Arbeit einer Gruppe in Gang zu bringen, aber man muss auch wissen, wie man die Energie zum Abklingen bringen und den Transfer der Erfahrung sichern kann. Wenn Sie ein bestimmtes Kunstexperiment ausprobieren wollen und sich nicht sicher sind, wie es sich auf Ihre Teilnehmer auswirken wird, ist es empfehlenswert, das Experiment zunächst allein oder mit Kollegen auszuprobieren.

Die Entwicklung der Kunsttherapie

In der Kunsttherapie wird mit Techniken der bildenden Kunst gearbeitet, um den Teilnehmern eine besondere Möglichkeit zu geben, ihre Gefühle und Gedanken auszudrücken, ihre Selbsterkenntnis zu vertiefen und bestehende Schwierigkeiten und Blockaden aufzulösen. Es geht nicht darum – und das sollten Sie in Ihren Gruppen zu Beginn klarstellen –, ästhetisch befriedigende Produktionen zu erzeugen. Jeder Mensch hat die Fähigkeit, innere Bilder, Gedanken oder Gefühle bildhaft darzustellen, nicht nur jene, die künstlerisch besonders begabt sind. Andererseits kann die Methode der Kunsttherapie auch jedem künstlerisch tätigen Menschen helfen, Ängste und Hemmungen zu überwinden und bessere soziale Beziehungen zu entwickeln.

Die Bezeichnung Kunsttherapie hat sich bereits Anfang des 20. Jahrhunderts eingebürgert. Damals wurden kunsttherapeutische Methoden vor allem in Kliniken für psychisch Kranke eingesetzt. Für die Patienten waren sie oft segensreich. Die künstlerische Aktivität half ihnen, ihr Selbstwertgefühl zu steigern und Mitpatienten und Therapeuten Einblick in ihr Innenleben zu geben. Leider hat die Historie des Begriffs später dazu geführt, dass viele Menschen, denen kunsttherapeutische Verfahren hätten nützen können, diese ablehnten, weil sie nicht als krank oder als neurotisch betrachtet werden wollten. Dieses Vorurteil wirkt bis heute nach.

Inzwischen gibt es viele Anwendungsgebiete, in denen kunsttherapeutische Methoden in Lern-, Arbeits- und Kommunikationsgruppen eingesetzt werden. Ein großer Bereich, der sich der Kunsttherapie zugewandt hat, ist die Medizin. Besonders bei Erkrankungen, die eine intensive Mitarbeit des Patienten nahelegen, haben sich kunsttherapeutische Methoden als sehr nützlich erwiesen. Dasselbe gilt für Patienten- und Rehabilitationsgruppen, die nach einer Operation die Genesung fördern sollen.

Die verschiedenen Felder haben unterschiedliche Sprachregelungen: Während man im medizinischen Bereich von der Heilung von Krankheiten spricht, ist im Bereich der Sozialarbeit eher von Unterstützung die Rede und im pädagogischen Bereich von emotionaler Erziehung. All das zeigt jedoch, dass die Methoden der Kunsttherapie in viele Arbeitsfelder eingeflossen sind. An vielen Stellen gibt es außerdem Mal- und Kunstgruppen, die ihre Teilnehmer vor allem anregen wollen, sich ganzheitlich auszudrücken, Kontakte zu knüpfen und aktiv am kulturellen Leben teilzunehmen.

Kunsttherapie für die Gruppe

Dieses Handbuch wurde für die Gruppenarbeit entwickelt, viele Aktivitäten lassen sich jedoch auch in der Arbeit mit Einzelpersonen, in der Paar- und Familientherapie anwenden. In jedem Fall ist es für die Klienten ein Gewinn, wenn sie im Anschluss an ein Kunstexperiment Gelegenheit haben, sich über ihre Erfahrungen und Gefühle auszutauschen.

Die kunsttherapeutische Arbeit in Gruppen bietet wichtige Vorteile. Das gilt besonders für die Entwicklung von Kreativität. Üblicherweise wird der kreative Prozess als individuelles Unternehmen beschrieben. Der kreative Zustand hat Ähnlichkeiten mit einer meditativen Trance, in der der Künstler seine Umgebung vergisst und eine Weile darauf verzichtet, seine Produktion von außen beurteilen zu lassen bzw. sie selbst zu beurteilen. Dieser Zustand wird auch mit Begriffen wie «Flow», «Focusing» oder «Centering» beschrieben: Die Imagination bekommt freie Hand, und der Künstler folgt den Anregungen seines Unbewussten.

Für viele Künstler ist es jedoch nicht immer leicht, sich in diesen Zustand der reduzierten Ego-Kontrolle zu begeben. Der Wille allein genügt nicht, um in diesen Bezirk zu gelangen. Das gelingt leichter, wenn der Künstler sich durch tragfähige, soziale Beziehungen gestützt fühlt. Die meisten Künstler brauchen Mut, um ihre Alltagskontrolle aufzugeben und sich auf das dünne Eis ihrer künstlerischen Phantasie zu begeben. Gute soziale Beziehungen sind dann hilfreich – zum Partner, zum Therapeuten, zum Coach, zu den Kollegen. In der Gruppe entsteht durch die Präsenz der anderen Mitglieder, die ebenfalls malen und zeichnen, eine kollektive

Sicherheit, die es erleichtert, den eigenen Impulsen zu folgen, neue Ausdrucksformen auszuprobieren und auch heikle Themen anzugehen.

Wie Sie mit diesem Buch arbeiten können

Blättern Sie darin und lassen Sie sich von Ihrer Intuition zu dem einen oder anderen Experiment führen. Analytisches Denken allein wird den komplexen Vorgängen in einer Gruppe nicht gerecht: Jedes Gehirn arbeitet auf seine Weise, und wenn mehrere Gehirne kooperieren, dann entstehen noch einmal komplizierte Verbindungen. Denken Sie daran, dass kunsttherapeutische Methoden nicht nur das aktuelle Bewusstsein der Teilnehmer ansprechen; daneben aktivieren sie alte Erfahrungen und stimulieren unseren Blick in die Zukunft. Dies alles zu berücksichtigen, wird Ihnen leichter fallen, wenn Sie Ihrer Intuition vertrauen.

Ich habe mich bemüht, in den fünf Kapiteln vielfältiges Material für interessante Projekte und Themen zu integrieren.

- Kapitel 1: Anwärmexperimente
- Kapitel 2: Selbstbilder
- Kapitel 3: Familie
- Kapitel 4: Paare
- Kapitel 5: Gruppendynamische Experimente

In allen Experimenten wird das Hier und Jetzt betont, genauso wie die Bedeutung positiver Gefühle und positiver sozialer Beziehungen. Das begünstigt eine freundliche, aufgeschlossene Gruppenatmosphäre und die so erzeugte Sicherheit macht es den Teilnehmern leichter, kreative Risiken einzugehen und von Zeit zu Zeit in eine milde Trance einzutreten. Eine solche Trance erleichtert es uns, alte Verhaltensweisen aufzugeben und Veränderungen in unserem Leben herbeizuführen. Kunsttherapeutische Experimenten sind jedoch kein Zaubermittel, mit denen wir Wunder bewirken könnten. Insofern sind einige Worte der Bescheidenheit und der Vorsicht angebracht: Wie bei allen komplizierten Tätigkeiten ist praktische Erfahrung von großer Bedeutung. Es ist daher hilfreich, wenn Sie als GruppenleiterIn über Erfahrung mit Maltechniken, Zeichenmethoden oder mit dreidimensionaler Gestaltung verfügen. Ich selbst habe in meinen Gruppen überwiegend mit Kreide, Wachsmalstiften oder Filzschreibern gearbeitet. Wer Gelegenheit hat, z.B. mit Wasserfarben oder Acryl zu arbeiten, kann jedoch das Erlebnisspektrum der Teilnehmer wesentlich erweitern.

Für mich stehen Themen und Gestaltungsideen im Vordergrund, weil sie die geistige Energie und den Anreiz für die Teilnehmer liefern, sich auszudrücken. Doch nicht alle Themen sind für jeden geeignet. Prüfen Sie sehr sorgfältig, ob Ihnen ein Thema zusagt. Manche Themen berühren die Grenzen unserer psychologischen Sicherheit, dann sollten wir sie zurückstellen. Sie werden feststellen, dass Ihre Lust auf bestimmte Themen je nach Ihrer Lebenssituation schwanken wird. Und eine Gruppe lässt sich nur dann intensiv auf ein Thema ein, wenn sie spürt, dass der Leiter ihm gewachsen ist und selbst Interesse daran hat.

Dieses Buch wurde für themenzentrierte Gruppen entwickelt, es ist nicht für Gruppen gedacht, bei denen jeder unabhängig von den anderen sein eigenes Kunstprodukt schafft.

Das Buch ist keine Anleitung für die Langzeittherapie bei schwerwiegenden Problemen. Es ist für Teilnehmer gedacht, die mit den in unserer Kultur normalen Schwierigkeiten und Krisen zu tun haben.

Die meisten Experimente haben einen klaren Aufbau: Entspannung, Imagination, bildhafte Gestaltung und Sharing. Ein Teil der Übungen verzichtet auf die Phasen der Entspannung und geleiteten Imagination. Ich empfehle, beide Typen zu mischen, um für Abwechslung zu sorgen.

Warum verwenden wir Kunstexperimente?

Die ersten Überlegungen (Punkt 1-6) dürften den meisten Lesern geläufig sein. Sie sind sozusagen klassisch. Wir wollen sie hier durch Einsichten ergänzen, die in den letzten Jahren gewonnen wurden:

1. Kunstexperimente bieten eine zusätzliche Möglichkeit der Kommunikation und des Ausdrucks, wenn Worte nicht ausreichen.
2. Alle Teilnehmer können gleichzeitig tätig sein. Entscheidend ist nicht die künstlerische Qualität, sondern der Herstellungsprozess.
3. Bilder enthalten immer symbolische Aspekte; sie ermöglichen es uns, komplexe Dinge mit relativ einfachen Mitteln darzustellen.
4. Kunstexperimente fördern unsere Kreativität. Der Grund liegt darin, dass große Teile unserer geistigen und emotionalen Aktivität bildhafter Natur sind. Wenn wir (häufiger) zeichnen und malen, dann signalisieren wir unserem Unbewussten, dass uns seine Bildproduktion willkommen ist. Das Unbewusste muss nicht erst warten, bis es Bilder in lineare Sprache übersetzt hat, sondern es kann die Bilder im «Urzustand» vorlegen. Viele naturwissenschaftliche Problemlösungen sind aufgrund von Tagträumen oder von nächtlichen Träumen entstanden.

5. Kunstexperimente eignen sich vorzüglich zur Verknüpfung mit Träumen, mit Phantasiereisen, mit geleiteter Imagination sowie mit Tagträumen. Eine Bildproduktion basiert immer auf vorangehenden mentalen Bildentwürfen. Manchmal enthält das mentale Bild bereits die Hauptelemente der künstlerischen Produktion, manchmal tastet sich die Phantasie über Bruchstücke von Bildern langsam zur Endgestalt vor. Wir alle kennen diesen Prozess, wenn wir eine Skizze anlegen und das Bild Schritt für Schritt Gestalt annimmt.
6. Das Produkt eines Kunstexperimentes ist fixiert und kann später immer wieder angeschaut und ausgewertet werden, ähnlich wie der Text eines Gedichts oder die Notation eines Musikstücks.
7. Kunstexperimente bringen den meisten Menschen Spaß und tragen zu einer heiteren und anregenden Gruppenatmosphäre bei. Besonders wenn mehrere Personen an derselben Produktion arbeiten, kann das zu einer positiven Gruppentrance führen.
8. Kunstexperimente wenden sich vor allem an die rechte Gehirnhälfte und an tiefere Bewusstseinsschichten. Sie erschließen uns die Weisheit unseres Unbewussten und führen oft zu Einsichten, die eine Veränderung im Denken und im Lebensstil ermöglichen.
9. Kunstexperimente helfen uns, Probleme aus einer veränderten Perspektive zu sehen. Das macht es uns leichter, überholte Überzeugungen aufzugeben und eine reife Lebensphilosophie zu entwickeln.
10. Auch im Blick auf unsere Zukunftsgestaltung sind Kunstexperimente von höchstem Wert. Mit ihrer Hilfe können wir uns vorstellen, wie unser Leben in zehn oder zwanzig Jahren aussehen soll, an welchem Platz wir leben wollen, womit wir uns beschäftigen, mit welchen Personen wir kooperieren wollen, wer unser Partner sein und wie wir das Leben mit diesem Menschen teilen wollen usw. Alle diese Zukunftsbilder basieren auf unseren Lebensträumen.
11. Die Kunsttherapie bietet uns auch die Möglichkeit, Zugang zu unseren nächtlichen Träumen zu finden. Bedauerlicherweise vergessen die meisten Menschen ihre Träume beim Erwachen. Auf diese Weise gehen uns wertvolle Hinweise unseres Unbewussten verloren. Wenn wir unsere Träume bildhaft rekonstruieren, dann signalisieren wir unserem Geist, dass wir für seine Traumproduktion aufgeschlossen sind.
12. Viel stärker als bei verbalen therapeutischen Methoden kommt bei der Kunsttherapie der Körper ins Spiel. Die Einbeziehung des Körpers führt automatisch dazu, dass Gefühle stärker und nuancierter wahrgenommen werden. Außerdem ermöglicht die körperliche Aktivität, dass sich unsere Gefühle in kürzerer Zeit verändern können.

13. Der Akt des Malens und Gestaltens findet im «Hier und Jetzt» statt. Dadurch sind wir «geerdet», d.h. unser Kontakt zur aktuellen Situation und zu unserer aktuellen Umwelt ist entsprechend intensiv.

Zusammenfassend kann man sagen, dass kunsttherapeutische Methoden der vielfach erhobenen Forderung nach Ganzheitlichkeit auf ideale Weise entsprechen.

Was ist eine themenzentrierte Gruppe?

Dieses Buch ist, wie bereits erwähnt, für themenzentrierte Gruppen gedacht. Einer der Gründe hierfür ist, dass mir die Arbeit der sogenannten Themenzentrierten Interaktion (TZI) seit vielen Jahren vertraut ist. Dieser Ansatz stellt eine gute Balance zwischen der Gruppenzugehörigkeit auf der einen Seite und der Selbstverantwortung bzw. der Initiative des Einzelnen her. Auf die Kunstexperimente dieses Bandes bezogen, bedeutet «themenzentriert», dass wir zu Beginn jeder Sitzung ein Kunstexperiment zu einem bestimmten Thema vorschlagen und die Teilnehmer dann mit unseren Anweisungen Schritt für Schritt durch einen Prozess der Imagination, der Bildproduktion und der Auswertung führen.

Thema und Ziele jeder Arbeitseinheit werden in einem einführenden Abschnitt dargestellt, der den Anleitungen für die Teilnehmer vorangestellt ist. Hier finden Sie als GruppenleiterIn die wesentlichen Ideen, die bei der Planung der Arbeitseinheit eine Rolle gespielt haben.

Die Vorteile themenzentrierter Arbeit

1. Die Festlegung auf ein Thema erleichtert den Start. Wenn eine Gruppe ihren Arbeitsfokus selbst finden muss, vergeht oft viel Zeit. Manche Gruppen haben nur eine Sitzung pro Woche zur Verfügung, dann wird mit dieser Methode die vorhandene Zeit am besten genutzt.
3. Durch den gemeinsamen Fokus, der durch das Thema und die Arbeitsstruktur gewährleistet ist, verstärkt sich das Gefühl der Solidarität und der Zugehörigkeit. Es entsteht eine gemeinsame Inspirationsquelle, die Neugier, Erfindungsgeist sowie Lösungsansätze entwickeln hilft.
4. Bei einer erfahrenen und/oder langfristig arbeitenden Gruppe sollten die Teilnehmer an der Themenplanung beteiligt werden.
5. Einige Themen eignen sich besonders gut, um die Gruppe zu einem Team zu verbinden. Ich denke dabei vor allem an die Anwärmexperimente (Kapitel 1) und die gruppendynamischen Kunstexperimente (Kapitel 5).

Kunst und Spiel
Eine Reihe der hier vorgestellten Kunstexperimente sind eine Kombination aus darstellender Kunst und Spiel. Sie finden solche «kunsttherapeutischen Spiele» vor allem in den Kapiteln 1 und 5. Der Akzent in diesen Spielen liegt auf der gemeinsamen Aktion. Solche Spiele sind nützlich, da sie vergnüglich, spontan und häufig humorvoll sind und gleichzeitig eine soziale Aktivität darstellen, die die Lernfreude begünstigt.

Technische Voraussetzungen

Damit in einer Gruppe mit Kunstexperimenten gearbeitet werden kann, sind einige Voraussetzungen zu zu schaffen. Am wichtigsten sind die folgenden Punkte:

Wie muss der Raum beschaffen sein?
Dies ist eine prekäre Frage, weil für Kunstexperimente verhältnismäßig große und möglichst unempfindliche Räume benötigt werden (kein heller Teppichboden!). Außerdem gibt es besondere Anforderungen an Beleuchtung, Wasseranschlüsse, Möblierung und die Beschaffenheit der Wände (die Bilder müssen aufgehängt werden können). Von Vorteil sind zusätzliche Pinwände zum Anbringen der Bilder.

Optimal ist es, wenn im Raum sowohl ausreichend Tageslicht als auch künstliche Beleuchtung vorhanden sind. Wünschenswert ist ein Wasseranschluss bzw. ein Spülbecken für die Arbeit mit wasserlöslichen Farben. Die Tische sollten so groß sein, dass ein Bogen Papier im Format DIN A1 Platz darauf findet. Der Raum muss groß genug sein, damit für die verbalen Arbeitsphasen ein Stuhlkreis aufgestellt werden kann. Er sollte außerdem akustisch gut abgeschirmt sein, damit die Konzentration der Teilnehmer nicht gestört wird. Und schließlich sollte es einen Platz geben, wo die Teilnehmer während der Arbeit und am Ende der Sitzung kleine Erfrischungen zu sich nehmen können. Ein solcher Raum sollte Werkstattcharakter haben, denn hier geht es darum, aktiv zu sein und über die Gruppe hinaus etwas in der Welt zu bewirken.

Welches zeitliche Format ist zu empfehlen?
Die einzelnen Sitzungen sind auf 60 bis 90 Minuten angelegt. Einige Aktivitäten kommen jedoch mit weniger Zeit aus. Wie viele Sitzungen in welchem Zeitraum ratsam sind, lässt sich nur entscheiden, wenn man die Rahmenfaktoren kennt. Dies hängt u.a. davon ab, mit welchen anderen Lernverfahren die Kunsttherapiesitzung ggf. kombiniert werden soll.

Wie groß sollte die Gruppe sein?
Die meisten Kunsttherapiegruppen akzeptieren sechs bis zwölf Teilnehmer, sodass eine gewisse Intimität der Arbeit gewährleistet ist:

- Die Gruppenmitglieder können leicht Blickkontakt mit allen anderen halten und auch verbal miteinander in Kontakt treten.
- Gruppen von dieser Größe wachsen relativ schnell zusammen und entwickeln ein kollektives Unbewusstes, das u.a. ein Gefühl der Geborgenheit ermöglicht.
- Überschaubare Gruppen wirken außerdem möglichen Ängsten entgegen, die der Selbsterkenntnis und der Experimentierfreude im Wege stehen. Die Teilnehmer inspirieren sich wechselseitig, die Vergangenheit loszulassen und Neues zu wagen; sie machen sich Mut, die Kontrolle aufzugeben und Unsicherheit auszuhalten; sie regen einander an, das ganze Spektrum ihrer Gefühle zu erleben, auch wenn das manchmal schmerzlich ist.
- Die begrenzte Teilnehmerzahl macht es möglich, dass jeder ausführlich zu Wort kommen kann.
- Andererseits sind genügend Teilnehmer vorhanden, was den freien Strom von frischen Ideen und Gedanken fördert.

Welches Material wird benötigt?
Minimalausstattung: Ölkreiden, Bleistifte, Schreibpapier, Flipchartbögen. Schon damit können sehr erfreuliche Ergebnisse erreicht werden.

Wenn Sie sehr flexibel arbeiten möchten, sollten Sie außerdem über folgende Materialien verfügen:

Zeichenkohle,
Acrylfarben,
Aquarellfarben,
Pinsel,
Paletten,
Wassergläser,
Schreibpapier in verschiedenen Größen (DIN A4, A3, A2, A1)
Packpapier, evtl. Rotationsdruckpapier von der Rolle,
Karton – weiß und farbig in verschiedenen Stärken,
Collage-Material (Zeitschriften, Zeitungen, diverse Naturobjekte),
Klebstoff (flüssig)
Klebefilm (durchsichtig)
Klebestreifen (Tesakrepp o. Ä.),
Haushaltspapier und Wischlappen,
Zeitungspapier und Folie zum Schutz von Möbeln, Fußboden etc.

Grundregeln

Jede Gruppe braucht einige Grundregeln; sie geben Leitung und Teilnehmern das nötige Maß an Sicherheit. Hier die wichtigsten:

Vertraulichkeit

Vertraulichkeit ist eine wesentliche Forderung. Sie muss immer wieder betont werden, auch wenn uns unsere Lebenserfahrung sagt, dass zuverlässige Vertraulichkeit sehr selten ist.

Für den Beginn einer Gruppe gibt es eine schöne Übung mit einer einfachen Symbolik, die das Thema der Vertraulichkeit und gleichzeitig das Zusammengehörigkeitsgefühl der Mitglieder anspricht: In die Mitte des Raumes wird ein großer Bogen Papier gelegt. Ein Freiwilliger malt einen großen Kreis darauf. Der Kreis stellt die Gruppengrenzen dar. Außerhalb des Kreises beginnt die Öffentlichkeit, im Inneren ist «Gruppenland», ein Bereich des Vertrauens. Nun überlegt sich jeder Teilnehmer ein einfaches Symbol für sich selbst und trägt es in den Kreis ein. Damit betont er seine Zugehörigkeit zur Gruppe und sichert den anderen gleichzeitig zu, dass er das Prinzip der Vertraulichkeit respektieren will.

Anwesenheit

Für die Arbeit der meisten Gruppen ist es hilfreich, wenn die Mitglieder jedes Mal vollzählig zusammenkommen. Bei ambulanten Gruppen ist das nicht immer garantiert. Wichtig ist, dass die Teilnehmer, die fehlen müssen, dies vorher ankündigen.

Zeitrahmen

Zeitliche Grenzen sind für die Arbeit hilfreich und sie sollten allen bekannt sein. Der Gruppenleiter ist dafür verantwortlich, dass die Gruppe mit der angesetzten Zeit auskommt. (Bei den Zeitangaben, die Sie im Buch bei den einzelnen Experimenten finden, handelt es sich um annähernde Werte. Der tatsächliche Zeitbedarf kann je nach den Gegebenheiten relativ stark abweichen.)

Was die Auswertung angeht, so muss die verfügbare Zeit nicht jedes Mal mathematisch gerecht verteilt werden. Es ist ganz natürlich, dass einzelne Gruppenmitglieder hin und wieder mehr Zeit bekommen, wenn sie das brauchen. Allerdings müssen alle den Eindruck haben, dass es in der Gruppe gerecht zugeht. Die gerechte Verteilung der Ressourcen ist in fast allen Gruppen ein unterschwelliges Thema, das sich mit kunsttherapeutischen Methoden sehr gut bearbeiten lässt. («Zeichne alle Gruppenmitglieder und zeige, was jeder in dieser Gruppe bisher bekommen hat.»)

Schweigen bei der Arbeit

Rigide Regeln sind nicht nach meinem Geschmack. Die meisten Gruppen entwickeln schnell ein Taktgefühl für die jeweilige Situation. Es gibt allerdings spezielle Experimente, bei denen schweigend gearbeitet werden soll, um auf diese Weise andere Kommunikationskanäle zu betonen.

Beteiligung des Leiters

Meine persönliche Präferenz ist, dass der Leiter in der Regel selbst nicht an den Aktivitäten teilnehmen, sondern nur durch seine physische Präsenz Ermutigung und Inspiration geben sollte. Diese Art der nonverbalen Unterstützung ist für einzelne Gruppenmitglieder von großer Bedeutung.

Aufräumen

In den meisten Gruppen sollte von Anfang an klargestellt werden, dass Teilnehmer und Gruppenleiter gemeinsam aufräumen. Das gibt jedem die Chance zu einer freundlichen, positiven Aktion.

Aufbau einer Sitzung

Der Start

Am Anfang einer Gruppensitzung sollten wir als GruppenleiterIn dafür sorgen, dass die Teilnehmer «ankommen» und sich akklimatisieren können, ehe die Arbeit mit den Kunstexperimenten beginnt. Wir können viel dafür tun, dass eine gute Atmosphäre entsteht. Wenn sich die Teilnehmer noch nicht kennen, dann ist irgendeine Art der Vorstellung wichtig. Jeder möchte wissen, wer die anderen sind, welche Ähnlichkeiten und Unterschiede in der Gruppe bestehen.

In der ersten Sitzung sollten die wichtigsten Regeln bekannt gegeben, der Zeitplan erklärt und einige Grundsätze der Kunsttherapie erläutert werden:

- Es geht nicht darum, Kunstwerke zu schaffen.
- Wir können hier zeichnen und malen, wie wir es als kleine Kinder getan haben – spontan und naiv.
- Es gibt dabei kein Richtig oder Falsch.
- Es ist erwünscht, Gefühle auszudrücken.
- Es kommt nicht darauf an, dass jedes Bild fertiggestellt wird – auch Skizzen und Entwürfe sind in Ordnung.
- Jeder kann die Materialien benutzen, die ihm für eine bestimmte Aufgabe gefallen.

Außerdem sind ein paar Erklärungen zu den vorgesehenen Materialien hilfreich. Wenn die Teilnehmer diese Information haben, gibt ihnen das Sicherheit und die Möglichkeit, sich später spontan für bestimmte Materialien zu entscheiden.

Die meisten kunsttherapeutischen Sitzungen dieses Buchs haben folgendes Format:

Anwärmen (10-20 Minuten)
Geleitete Imagination (5-10 Minuten)
Malexperiment (30-60 Minuten)
Auswertung (10-30 Minuten)

Anwärmphase

Für den Prozess des Anwärmens eignen sich z.B. die Anwärmexperimente des ersten Kapitels. Mit der Zeit kann die Anwärmphase verkürzt werden, sodass mehr Zeit für das zentrale Experiment bleibt. (Eine funktionierende Gruppe entwickelt schneller die notwendige emotionale Temperatur und muss dann nicht mehr aufwändig auf die Arbeit vorbereitet werden.) Oft sind einfache physische Aktivitäten für das Anwärmen am günstigsten, etwa nach folgendem Muster: «Geht schweigend im Raum umher und gebt den anderen Teilnehmern zur Begrüßung die Hand. Benutzt abwechselnd die linke und die rechte Hand und schaut eurem Gegenüber dabei in die Augen.» Oder: «Geht schweigend im Raum herum und findet einen Partner, dem ihr euch gegenüberstellt. Begrüßt den Partner ohne Worte, indem ihr versucht, mit dem ganzen Körper zu lächeln, nicht nur mit dem Gesicht, und verabschiedet euch dann mit einer angedeuteten, orientalischen Verbeugung.»

Oft brechen solche kurzen Aktivitäten das Eis und helfen den Teilnehmern, auf ihre Intuition, ihre Gefühle und ihre Phantasie umzuschalten. Außerdem wird die Gruppe durchmischt und jeder bekommt einen Eindruck von der Verfassung der anderen Beteiligten.

Zu Beginn sind Anwärmaktivitäten von besonderer Bedeutung. Dafür eignen sich zahlreiche Spiele, die wir aus Kindergarten und Grundschule kennen und die in der Regel das Ziel haben, die Energie fließen zu lassen. Gut geeignet sind auch viele Übungen aus dem Improvisationstheater, weil sie die Phantasie der Teilnehmer mobilisieren.

Natürlich sind auch spezifische Kunstaktivitäten zum Anwärmen geeignet: Die eigene Stimmung durch eine Skizze zeigen, ein Stück Papier herumgeben, auf das jeder in seiner Lieblingsfarbe etwas für ihn Typisches kritzelt, eine Skizze der besten Situation der vergangenen Woche anfertigen etc. Im ersten Kapitel finden Sie eine Reihe solcher Vorschläge.

Sie alle können verändert und an die aktuelle Situation Ihrer Gruppe angepasst werden.

Wenn eine Gruppe schon längere Zeit zusammenarbeitet, dann ist möglicherweise nicht jedes Mal eine Anwärmaktivität nötig. Oft reicht eine kurze Diskussion über das Hauptthema der Sitzung, dann kann sich die Gruppe auf das Kunstexperiment konzentrieren.

Auswahl des Themas

Die Hauptverantwortung für die Auswahl des Themas liegt beim Gruppenleiter. Die meisten Gruppenleiter werden versuchen, auf die Wünsche und Lernziele ihrer Teilnehmer einzugehen. Von Zeit zu Zeit ist es wichtig, dass Gruppenleiter und Teilnehmer die Vorgehensweise diskutieren, um die Gruppenenergie auf ein gemeinsames Ziel zu fokussieren. Die Teilnehmer sollten mitbestimmen können und ein hohes Maß an Verantwortung für das Gelingen der Gruppe übernehmen.

Von besonderer Bedeutung sind Ereignisse, Stimmungen, Sorgen und Aufregungen, die von den Teilnehmern mitgebracht werden. Solche «Störungen» sollen nach Möglichkeit bei der Auswahl der Themen berücksichtigt werden. Besonders belastete Teilnehmer sollten sich verstanden und unterstützt fühlen. Wenn das der Fall ist, entsteht ein Zusammengehörigkeitsgefühl in der Gruppe und eine positive Grundstimmung.

Die geleiteten Imaginationen

Viele Kunstaktivitäten in diesem Buch werden durch geleitete Visualisierungen und Meditationen vorbereitet. Dabei sollten die Teilnehmer ihre Augen schließen. So wird die Außenwelt ausgeblendet und der Blick nach innen gerichtet.

Zuvor helfen wir den Teilnehmern, sich zu entspannen. Das ist einer der wichtigsten Schritte bei jeder Kunstaktivität. Jede Visualisierung profitiert von einer entspannten Haltung. Warum ist das so? Entspannung hilft uns, Ablenkungen zu vergessen sowie Angst, depressive Verstimmungen, Aufregung und zwanghaftes Grübeln zu reduzieren. Entspannung fördert Wohlbefinden, Konzentrationsfähigkeit, Kreativität und Optimismus. Spontane Bilder kommen dann aus tieferen Schichten des Unbewussten. Visualisierung und Entspannung verstärken sich gegenseitig: Wir müssen entspannt sein, wenn wir visualisieren wollen, und die Visualisierung wirkt wiederum entspannend auf unseren Organismus.

Die Art, wie wir visualisieren, unterscheidet sich von Person zu Person. Einige Menschen sehen mit Leichtigkeit farbige Bilder, während andere Phantasiebilder in Schwarz-Weiß-Tönen haben.

Im Allgemeinen ist das Unbewusste bereit, auf unsere Fragen und Probleme zu antworten. Doch manchmal bleibt unsere Intuition stumm. Dann ist offensichtlich der richtige Zeitpunkt für eine wichtige Einsicht noch nicht gekommen.

Ab und zu äußert sich unser kritischer Verstand im Verlauf einer geleiteten Imagination: «Das ist Unfug!» oder «Das kann nicht funktionieren!» Meist sind solche negativen Urteile der Versuch unserer Alltagsvernunft, die Stimme der Intuition zum Schweigen zu bringen. Wir müssen damit rechnen, dass es eine dauerhafte Konkurrenz gibt zwischen unserem Unbewussten und unserem Intellekt.

Für alle Visualisierungen gilt, dass wir am meisten von ihnen haben, wenn wir dabei eine positive Haltung einnehmen können und z.B. davon ausgehen, dass die Welt ein guter Platz und der Mensch ein freundliches und integres Wesen ist. Solche positiven Erwartungen reduzieren unsere Angst und erhöhen die Kreativität unseres Geistes.

Schließlich ist es wichtig, dass wir lernen, weniger zu urteilen und das Unerwartete zu erwarten. Jede Visualisierung ist eine Tätigkeit der rechten Gehirnhälfte, intuitiv, nicht linear und nicht rational. Viele Bilder, die uns das Unbewusste schickt, scheinen daher zunächst rätselhaft oder seltsam, sodass wir die Tendenz haben, einzugreifen und sie abzuwandeln. Man könnte deshalb sogar sagen: Wenn wir die Bilder erhalten, die wir erwarten, dann stimmt etwas nicht, dann müssen wir tiefer in uns hineinsehen.

Unsere Phantasie ist großzügig, doch sie arbeitet gern mit Rätseln und Paradoxien. Auf diese Weise gewinnen wir Zeit, schwierige Einsichten zu assimilieren. Alles, was aus einer Visualisierung kommt, ist Material aus unserer Seele. Das bedeutet nicht, dass alles gleich wichtig ist. Darum ist es am besten, wenn wir unser Urteil möglichst lange zurückhalten und uns genügend Zeit lassen, die Bilder aus unserem Inneren zu verstehen. Dabei sind wir vor allem auf uns selbst gestellt. Wir kennen uns selbst am besten. Kein Außenstehender ist in der Lage, unsere Bilder zu erklären.

Jedes Mal, wenn wir eine geleitete Imagination erleben, sollten wir uns fragen, ob wir wirklich eine Antwort wünschen und ein bestimmtes Problem tatsächlich lösen wollen. Sind wir bereit, unerwartete Antworten zu akzeptieren, glauben wir, dass wir ein Recht auf das haben, was wir suchen? Häufig haben wir innere Widerstände und wünschen keine wirkliche Veränderung. In diesem Fall müssen wir uns zunächst mit unserem Widerstand beschäftigen. Wir müssen untersuchen, wovor wir uns fürchten und ob der Zeitpunkt für eine Veränderung weise gewählt ist.

Visualisierung ist eine geistige Fertigkeit, die wir lernen können. Dazu brauchen wir Zeit. Dann können wir diese geistige Technik verfeinern und mit einer gewissen Geschicklichkeit benutzen. Auch hier gilt das Gesetz der Sprünge. Manchmal haben wir ein gewisses Niveau erreicht und es dauert eine ganze Weile, bis wir darüber hinausgehen können. In jedem Fall müssen wir uns immer wieder sagen, dass unsere Imagination nicht die Frucht unseres Willens ist. Unsere innere Welt äußert sich, wenn wir uns öffnen, wenn wir loslassen, wenn wir bescheiden sind. Und wenn wir erfolgreich visualisiert haben, brauchen wir Zeit, um die Antwort unseres Unbewussten zu integrieren. Sehr häufig ist es so, dass uns die wichtigsten Einsichten nicht während einer Kunsttherapiesitzung kommen, sondern Stunden oder Tage später.

Geleitete Imaginationen sind ein alltägliches und sicheres Hilfsmittel. Bei unseren Tagträumen praktizieren wir sie ständig und sie machen unser Leben interessanter und leichter. Selten treten dabei Probleme auf. Es gibt jedoch Fälle, in denen man davon abraten muss. Und zwar unter anderem in folgenden Situationen:

- wenn jemand häufig Visionen hat von Gewalt und Tod,
- wenn jemand mehr Zeit mit seinen Tagträumen verbringt als mit seinen regulären Aufgaben,
- wenn jemand sich Ziele setzt, die er niemals erreichen kann,
- wenn jemand eine Neigung zu Straf- und Rachephantasien hat,
- wenn jemand zwanghaft von Heldentaten und technischen Erfolgen träumt, für die er in Wirklichkeit kein Talent hat.

In solchen Fällen ist dem Betreffenden von Visualisierungen abzuraten. Auch wenn jemand an einem sehr schwachen Selbstbewusstsein leidet, sollte er zuvor etwas zur Stärkung seiner Persönlichkeit tun.

Die Kunstaktivität

Sie ist das Kernstück der Sitzung. Jeder sitzt vor seinem Papier und ist vollständig von der Tätigkeit des Zeichnens oder Malens absorbiert. Es kann hilfreich sein, wenn während dieser Phase geschwiegen wird. Der Leiter sollte außerdem in dieser Zeit Störungen von außen fernhalten, weil diese die Konzentration erschweren.

Der Vorgang der künstlerischen Gestaltung hat, ähnlich wie die geleitete Imagination, seine eigene Magie. Hier finden nonverbale Prozesse statt, die mit Worten schwer zu beschreiben sind. Das innere Erlebnis aus der geleiteten Imagination wird verarbeitet, ergänzt, zugespitzt. Auch hier kann es zu wichtigen Überraschungen kommen, weil wiederum das Unbewusste beteiligt ist.

Der Anfang des Malens kann schwierig sein. Die Malutensilien müssen organisiert werden und wenn alle an ihrem Platz sitzen, steht die Frage im

Raum: Womit will ich beginnen? Manchmal sind einige Teilnehmer blockiert, während alle anderen scheinbar einen Weg gefunden haben. In diesem Falle ist es angebracht, dass der Gruppenleiter eine kleine Hilfestellung gibt. Am besten durch behutsame Fragen.

Der Zeitrahmen sollte allen bekannt sein. Die Teilnehmer arbeiten allerdings meist unterschiedlich schnell. Bei großen Zeitdifferenzen kann der Gruppenleiter die schnellen Teilnehmer einladen, ein zweites Bild zu malen oder sich zusätzlich in einem anderen Medium auszudrücken, z. B. in einem Gedicht, einem Prosatext oder einem Lied. Andererseits ist es nicht erforderlich, dass jeder Teilnehmer seine Arbeit vollständig beendet. Die Betreffenden können aufgefordert werden, zu einem provisorischen Abschluss zu kommen.

Auf jeden Fall sollten Sie als GruppenleiterIn präsent sein und den Gestaltungsprozess beobachten. So bekommen Sie wesentliche Hinweise zur Persönlichkeit und zur aktuellen Gefühlslage Ihrer Teilnehmer.

Auswertung

Für diese Phase ist es optimal, wenn alle Teilnehmer einander sehen können. In den meisten Fällen müssen dazu die Arbeitsplätze verlassen werden; die Teilnehmer nehmen in einem Stuhlkreis Platz und legen ihre Bilder in die Mitte auf den Boden. Es bieten sich drei verschiedene Strategien für die Auswertung an:

A – Jeder kommt an die Reihe: Dies ist eine sehr verbreitete Vorgehensweise, bei der von vornherein klar sein muss, dass von jedem erwartet wird, dass er sein Bild zeigt und darüber spricht. Wenn dann noch Zeit ist, können auch die anderen ihre Reaktionen und Beobachtungen beisteuern.

Bei sehr großen Gruppen wird hierfür viel Zeit benötigt, sodass vorher besprochen werden sollte, wie viel Zeit für jeden zur Verfügung steht. Solche demokratischen Rituale werden geschätzt. Außerdem hat diese Vorgehensweise den Vorteil, dass

- Gefühle der Isolation reduziert werden,
- Vertrauen entsteht und
- auch die ruhigeren Gruppenmitglieder beachtet werden.

Sie hat jedoch auch einige Nachteile:

- Für jeden stehen nur ein paar Minuten Zeit zur Verfügung,
- die Diskussion bleibt unter Umständen dicht am Dargestellten und somit etwas oberflächlich und
- der rituelle Charakter wirkt manchmal künstlich und zwanghaft.

B – Der Akzent liegt auf den Produkten von einem oder zwei Teilnehmern: Entweder melden sich diejenigen, die ihre Bilder vorstellen wollen oder der Gruppenleiter fordert sie dazu auf. Bei diesem Verfahren kann die Besprechung mehr in die Tiefe gehen, wovon auch die Zuhörer profitieren.

C – Die gruppendynamische Lösung: Hier ist alles offen. Der Gruppenleiter fragt, wer über sein Bild sprechen möchte. Dabei sind die Interaktionen zwischen den Teilnehmern genauso wichtig wie die Produkte, und die Gruppenenergie pulsiert zwischen den Gefühlen des Einzelnen und den Reaktionen der übrigen Teilnehmer.

Diese Variante kann sehr interessant sein, stellt aber hohe Ansprüche an die Leitung.

Interpretation

Es gibt zwei verbreitete Missverständnisse, die hier kurz erörtert werden sollen:

1. Missverständnis: Es ist die Aufgabe des Gruppenleiters, die Bilder der Teilnehmer zu interpretieren. Diese Auffassung stammt aus den psychoanalytischen Anfängen der Kunsttherapie. Dabei dienten die Bilder als Material für die Analyse, ähnlich wie die Berichte der Patieten über ihre nächtlichen Träume. Grundsätzlich kann eine solche Interpretation hilfreich sein, doch sie setzt in der Regel eine psychoanalytische Ausbildung der Gruppenleiter voraus.

2. Missverständnis: Symbole und Metaphern haben eine feste Bedeutung. Das ist jedoch selten der Fall. Ein adäquates Verständnis von Symbolen entsteht allein durch die Auseinandersetzung des Urhebers mit seiner Schöpfung.

Interpretationen sind ein Minenfeld und sowohl der Leiter als auch die Gruppenmitglieder können hier viele Fehler machen. Entscheidend ist einzig und allein, was der Maler eines Bildes darin sieht bzw. was er zum Ausdruck bringen will. Die Interpretationen von Außenstehenden enthalten Projektionen und sagen oft mehr über den Interpreten aus als über den Maler. Und selbst wenn eine Interpretation korrekt ist, so nützt sie nichts, wenn der Maler sie nicht akzeptieren kann. Darum ist es wichtig, dass alle Kommentare von außen als Möglichkeiten formuliert werden: «Könnte es sein, dass…»

Es gibt verschiedene Strategien, wie mit den Produktionen umgegangen werden kann, z.B.:

- Jeder spricht über sein eigenes Bild, es gibt weder Kommentare noch Fragen von den anderen.
- Jeder spricht über sein eigenes Bild; die übrigen Teilnehmer können Fragen stellen und Kommentare abgeben. Dies soll taktvoll geschehen. Die Deutungshoheit liegt ausschließlich beim Maler.

- Jeder meditiert über das eigene Werk und wartet ab, ob das Bild selbst irgendeinen Kommentar oder eine Erklärung für ihn bereithält. Für diese Meditation genügen in der Regel fünf bis zehn Minuten. Während dieser Zeit soll nicht gesprochen werden.
- Manchmal ist es sinnvoll, wenn die Teilnehmer mehrere Bilder gleichzeitig betrachten, die sie in der letzten Zeit angefertigt haben. Sie sollten dabei versuchen, vorherrschende Themen oder Verhaltensmuster, aber auch Veränderungen zu entdecken. Diese Vorgehensweise führt oft zu sehr guten Ergebnissen.
- Zwischen dem Maler und seiner Schöpfung wird ein Dialog geführt (Technik aus der Gestalttherapie). Dabei spricht der Maler in der ersten Person und das Bild antwortet ebenfalls in der ersten Person. Der Maler kann sowohl das gesamte Bild ansprechen als auch bestimmte Teile davon. Dahinter steht die Annahme, dass das gesamte Bild wie auch die einzelnen Bestandteile verschiedene Aspekte des Lebens oder der Persönlichkeit des Malers repräsentieren. Ein solcher Dialog kann nach folgendem Muster stattfinden:
  Maler: «Baum, ich möchte wissen, was du mir mitzuteilen hast. Du siehst ziemlich stark aus, doch ich selbst fühle mich gar nicht stark.»
  Baum: «Ich bin der Baum aus deinem Bild. Ich bin ein ziemlich starker Baum und ich habe tiefe Wurzeln, aber ein großer Ast aus meiner Krone ist weggebrochen. Ich bin verletzt. Außerdem habe ich so gut wie keine Blätter. Es ist Winter und mir ist kalt.»

Bereits nach einem solchen kurzem Wortwechsel kann der Sprecher darüber nachdenken, wie das für ihn klingt, und ob die Worte des Baumes irgendetwas mit seinen Gefühlen zu tun haben.

Umgang mit Gefühlen

Die Experimente und Spiele sind so angelegt, dass eine Balance zwischen alten Gefühlen, aktuellen Gefühlen, Körperwahrnehmungen und kognitiven Prozessen (Gedanken, Beobachtungen, Reflexionen, Entschlüssen etc.) möglich wird. Die Imagination und der Prozess des Malens sollen ein integriertes Erlebnis ermöglichen, das den Weg frei macht für kreative Veränderung, inneres Wachstum und lebendige Beziehungen.

Ich habe bewusst auf sogenannte kathartische Prozesse zugunsten einer eher behutsamen inneren Öffnung und Erfahrung verzichtet. Trotzdem wird es immer wieder vorkommen, dass einzelne Teilnehmer sehr starke Gefühle erleben. In einer solchen Situation sollte sich die Gruppe als ein Ort der Sicherheit, des Mitfühlens und der Zuwendung erweisen. Jeder

Gruppenleiter wird sich so verhalten, wie es seinem persönlichen Stil entspricht. Das Ziel muss immer sein, Hindernisse aus dem Weg zu räumen, Hoffnung zu bestärken und persönliches Wachstum zu fördern.

Das Ende einer Sitzung/eines Workshops

Jede Sitzung sollte in einer positiven Atmosphäre ausklingen. Der Leiter kann sich bei den Teilnehmern für ihr Mitmachen, für ihre Offenheit, für ihre Risiko- und Hilfsbereitschaft bedanken. Es gibt schöne Kurzrituale, die den Teilnehmern das letzte Wort überlassen, z.B. das folgende: In einem Rundgang komplettiert jeder einen der Sätze:

- Am besten hat mir an diesem Wochenende gefallen...
- Das Wichtigste, was ich von hier mitnehme, ist...
- Wenn ich wieder zu Hause bin, werde ich als Erstes...

Als GruppenleiterIn sollten wir Wert darauf legen, dass die Teilnehmer sich aus der magischen Atmosphäre der Kunsttherapie lösen und ihre alltägliche Situation wieder in den Blick fassen können. Niemand sollte die Gruppe mit aufgeregten Gefühlen verlassen. Als gute Idee hat sich erwiesen, wenn jeder Teilnehmer irgendein Geschenk gestaltet, um es den Menschen mitzubringen, zu denen er zurückkehrt. Fast immer enthalten solche «Mitbringsel» zwei Botschaften:

- Ich freue mich, dich/euch wiederzusehen.
- Ich habe Folgendes gelernt/verstanden bzw. ich will in Zukunft...

Auf diese Weise wird der Transfer elegant mit der Rückkehr in die wichtigste Bezugsgruppe verbunden.

Schlussbemerkung

Ich möchte mit der Einsicht schließen: «We teach what we need to learn, and we write what we need to know.»* Bei der Arbeit an diesem Buch habe ich wesentliche Anregungen bei folgenden Therapeuten und Psychologen gefunden. Ihre Arbeit hat mein Verständnis für dieses Arbeitsbuch und darüber hinaus vertieft:

Fredrickson, Barbara L.: Positivity. Groundbreaking Research Reveals How to Embrace the Hidden Strength of Positive Emotions, Overcome Negativity, and Thrive, New York 2009

*Maisel, Eric: The Creativity Book. A Year's Worth of Inspiration and Guidance, New York 2000

Gagan, Jeannette: Journeying. Where Shamanism and Psychology Meet, Santa Fe 1998 (dt.: Reisen zum Selbst. Wie Schamanismus und Psychologie sich begegnen, dtv 2000)
Paris, Anne: Standing at Water's Edge. Moving Past Fear, Blocks, and Pitfalls to Discover the Power of Creative Immersion, Novato 2008

Seligman, Martin: Authentic Happiness. Using the New Positive Psychology to Realize Your Potential for Lasting Fulfillment, New York 2002 (dt.: Der Glücks-Faktor. Warum Optimisten länger leben, Ehrenwirth 2003)

Ich danke allen, die das Buch gefördert und ermöglicht haben. Und ich wünsche denen, die damit arbeiten wollen, Freude bei der Arbeit, Optimismus und Widerstandskraft in schwierigen Zeiten.

Klaus W. Vopel

1 | Anwärmexperimente

Austausch mit einem Partner

Die Teilnehmer kommen in Paaren zusammen, um sich miteinander bekannt zu machen. Abwechselnd beantworten sie die Fragen, die der Gruppenleiter stellt. Auf diese Weise bekommt die Unterhaltung eine Struktur, die Sicherheit gibt und gleichzeitig in den Bereich der Gestaltung hineinführt.

Anleitung

Kommt mit einem Partner zusammen... Ich werde euch jetzt eine Reihe von Fragen stellen, die eure Aufmerksamkeit auf die Welt der Bilder, der Farben und Formen lenken soll. Einer von euch beginnt und gibt seine Antwort, der andere hat anschließend Gelegenheit zu sagen, was ihm selbst eingefallen ist. Natürlich könnt ihr auch weitere Gedanken und Assoziationen mitteilen, soweit es die Zeit gestattet. Nach jeder Frage habt ihr zwei Minuten Zeit für einen kurzen Austausch.

- Wenn du eine Farbe wärst, welche Farbe passte dann am besten zu deiner Persönlichkeit, zu deinen Talenten und Interessen?
- Stell dir vor, dass deine Persönlichkeit durch eine geometrische Figur symbolisch dargestellt werden soll. Welche Figur passt dann am besten zu dir: ein Kreis... ein Quadrat... ein Dreieck... ein unregelmäßiges Vieleck... eine Linie... ein Punkt...?
- Stell dir vor, dass du dich in einen Buchstaben des Alphabets verwandeln sollst. Für welchen Buchstaben würdest du dich entscheiden?
- Stell dir vor, du wärst ein Zauberer. Du klatschst in die Hände und rechts und links vor dir erscheinen zwei Tiere. Welches Tier erscheint auf deiner linken Seite und welches Tier rechts?
- Wer malt, der muss sich immer wieder neu für passende Farben entscheiden. Stell dir vor, dass du dich mit dem Thema «Sehnsucht» beschäftigst. Welche Farbe würdest du auswählen?

(Hier bietet es sich an, dass jeder kurz berichtet, was ihn von den Antworten des Partners am stärksten beeindruckt hat.)

Experimentieren mit Farben

Für vorsichtige Teilnehmer und für Anfänger bietet diese Übung einen sanften Einstieg in die bildliche Darstellung.

Anleitung

Farben spielen eine wichtige Rolle für unsere Stimmung beim Malen bzw. beim Betrachten eines Bildes. Jeder von uns hat Lieblingsfarben, die uns optimistisch stimmen, uns beruhigen oder anregen; aber fast jeder kennt auch solche Farben, die ihn eher beunruhigen oder langweilen.

Du kannst gleich mit verschiedenen Farben experimentieren: Nimm dir bitte ein weißes Blatt Papier und such dir eine Ölkreide aus in einer Farbe, die dir besonders gut gefällt. Nimm dir drei Minuten Zeit, um mit dieser angenehmen Farbe ein kleines Bild zu malen. Stell dir dabei vor, dass die Ölkreide deine Hand führt und dafür sorgt, dass ein Bild entsteht, das dich selbst überrascht... (3 Min.)

Nimm dir nun bitte ein neues Blatt Papier und wähle diesmal eine Ölkreide, deren Farbe dir nicht gefällt. Stell dir wieder vor, dass es die Kreide ist, die deine Hand lenkt und dafür sorgt, dass nach und nach ein Bild entsteht... (3 Min.)

Und nun lege beide Blätter nebeneinander und vergleiche die Bilder.

Welches Bild gefällt dir besser? Welches Bild wirkt lebendiger? Hat das Bild, das du in der «weniger schönen» Farbe gemalt hast, etwas, was dich anspricht?

Experimente mit dem Namen

Unser Name ist ein Symbol für unsere Existenz. Er begleitet uns ein ganzes Leben und spielt eine wichtige Rolle für unsere Selbstachtung.

In diesem Anwärmexperiment sollen die Gruppenmitglieder den eigenen Namen auf unterschiedliche Weise zur Grundlage ihrer Bilder machen.

Anleitung

Bitte geht im Raum herum und sprecht dabei von Zeit zu Zeit euren Namen aus. Entscheidet selbst, ob ihr den ganzen Namen sagen wollt oder nur den Vornamen bzw. nur den Nachnamen. Probiert auch verschiedene Lautstärken aus... (1-2 Min.)

Geht weiter im Raum herum, und wenn ihr einem anderen Gruppenmitglied begegnet, dann begrüßt diese Person, indem ihr eine leichte Verbeugung andeutet und euren Namen sagt... (1 Min.)

Nun könnt ihr noch eine ungewohnte Variante ausprobieren: Wenn ihr anderen begegnet, dann flüstert ihnen euren Namen ins Ohr... (1 Min.)

Setz dich jetzt bitte an deinen Platz und nimm dir ein paar Bögen Papier und eine Schachtel mit Ölkreiden.

Schreib den Namen auf, mit dem du als Kind gerufen wurdest... Male dazu irgendein Bild, das zu dieser Erinnerung passt... (3 Min.)

Nimm nun ein neues Blatt Papier und notiere den Nachnamen, den du zur Zeit trägst... Lass diesen Namen einen Augenblick auf dich wirken und illustriere ihn dann durch eine passende Skizze... (3 Min.)

Nimm ein weiteres Blatt und gib dir einen Phantasienamen. Du kannst deinen Vornamen dazu benutzen, indem du die Buchstaben in umgekehrter Reihenfolge aufschreibst. Du kannst aber auch einen Namen erfinden, oder einen Namen wählen, den du aus irgendeinem Grunde attraktiv findest. Nimm auch diesen Namen zur Grundlage für ein Bild... (3 Min.)

Nun nimm bitte ein weiteres Blatt Papier und such dir eine Ölkreide mit einer Farbe aus, die zu deinem richtigen Vornamen passt. Nimm die Ölkreide bitte in die Hand, mit der du normalerweise nicht schreibst. Schreibe deinen Vornamen auf ganz unterschiedliche Arten: sehr langsam, wie ein Kind, dass gerade das Schreiben lernt... sehr schnell, wie jemand, der sich gerade genial findet... groß, oder klein... Erfinde viele verschiedene Möglichkeiten, deinen Namen zu schreiben... (3 Min.)

Leg die verschiedenen Blätter nun nebeneinander und betrachte sie: Was gefällt dir, was irritiert dich, was überrascht dich?

Variationen

Für diese Anwärmübung benötigt jeder Teilnehmer zwölf Bögen Papier und eine Schachtel mit Ölkreiden. Die einzelnen Malaufgaben machen die Gruppe locker und neugierig.

Anleitung

Leg dir bitte ein paar Bögen Zeichenpapier bereit und such dir verschiedene Ölkreiden aus, deren Farben dir gefallen... Du kannst gleich ausprobieren, die Farben auf unterschiedliche Weise auf das Papier zu bringen. Achte darauf, wie du dich jeweils fühlst, wenn du auf eine bestimmte Art malst. Welche Art des Malens gefällt dir besonders gut und welche spricht dich weniger an?

Stell dir zunächst vor, dass die Ölkreide in deiner Hand ein fliegender Vogel ist. Bewege deine Hand so, als wäre sie ein Vogel, der dicht über den Boden fliegt und ab und zu die Erde berührt, um gleich weiterzufliegen. Lass die Ölkreide die Spuren des Vogels auf dem Boden andeuten...

Nun nimm dir eine andere Farbe und stell dir vor, dass die Ölkreide ein Schwan ist, der am Ufer eines Gewässers durch das Gras geht. Mach diesmal andere Spuren und bedecke dass ganze Blatt damit...

Nimm dir nun ein neues Blatt und eine neue Farbe und stell dir vor, dass die Ölkreide diesmal ein Besen ist, der die Straße fegt. Mach typische Spuren auf deinem Blatt Papier...

Nimm dir eine neue Farbe und stell dir vor, dass die Ölkreide diesmal einen Tänzer symbolisiert, der sich im Walzertakt dreht...

Nimm ein neues Blatt Papier und eine andere Farbe und stell dir vor, dass die Ölkreide diesmal ein großer Fisch ist, der durch das Wasser des Ozeans gleitet...

Und nun kannst du dir selbst aussuchen, welche Bewegungen du mit deiner Ölkreide ausdrücken willst. Wenn ein Blatt zu voll wird, dann nimm dir ein neues und wähle jedes Mal eine Farbe aus, die zu der Bewegung passt. Lass dir fünf Minuten Zeit für diese Variation...

Nun nimm dir ein neues leeres Blatt und bemale es mit jenen Spuren, die du besonders gern gemalt hast... (2 Min.)

Nimm jetzt ein Blatt und bemale es mit solchen Bewegungen, die dir eher Unbehagen bereitet haben... (2 Min.)

Und nun leg die beiden letzten Blätter vor dich hin und betrachte sie. Wie hast du dich gefühlt, als du diese Spuren gemalt hast? Welche Bewegungen waren angenehm? Welche waren weniger angenehm?

Hast du herausgefunden, welches Maltempo dir gefallen hat... welcher Rhythmus beim Malen für dich angenehm ist?... Wie viel Druck du beim Malen gern ausübst?... (2 Min.)

Nun kannst du dir eine letzte Frage beantworten: Hast du bei diesen Variationen etwas vermieden?... Irgendeine Farbe?... Irgendein Bewegungsmuster?...

Und wie fühlst du dich jetzt?

Das Geschenk

Wenn wir malen möchten, müssen wir lernen, die bewusste Kontrolle über den Malprozess wenigstens teilweise aufzugeben. Nur dann können wir uns öffnen und uns dem Genuss unserer Kreativität überlassen. Hier können die Teilnehmer die Voraussetzung für eine solche Haltung einüben.

Anleitung

Wenn wir malen, Musik machen oder Sport treiben, dann gelingt uns alles besser, wenn wir bereit sind, uns von unserer persönlichen Muse inspirieren zu lassen. Inspiration können wir nicht selbst erzeugen, sie ist ein Geschenk, das von außen kommt. Aber wir können lernen, Geschenke bereitwilliger anzunehmen.

Kommt mit einem Partner zusammen und entscheidet, wer A und wer B sein soll.

A kann als Erster üben, ein Geschenk anzunehmen. Bitte schließ die Augen und überlasse B deine rechte oder deine linke Hand. Lass die Muskeln deines Armes ganz locker sein, sodass B das Gewicht deiner Hand tragen muss. Kannst du diese Art der Unterstützung annehmen?

Nun soll B diese Hand aufmerksam betrachten und erforschen. Frage dich: Was braucht diese Hand? Wodurch kann sich diese Hand besser fühlen, entspannt und frisch?...

Massiere die Hand nun auf eine Weise, die zu dieser besonderen Hand passt. Berühre die Hand so, dass sie das Geschenk annehmen mag, das du mit deiner Aufmerksamkeit, mit deinem Einfühlungsvermögen und mit deiner Zuwendung zu machen bereit bist... (5 Min.)

Beende die Massage und halte die Hand noch einen Augenblick. Gib A Gelegenheit, langsam die Augen zu öffnen und in das Alltagsbewusstsein zurückzukehren.

Wechselt jetzt die Rollen, damit auch B in den Genuss einer Massage für seine Hand kommt.

Loslassen

Wer kreativ sein möchte, dem wird das leichter fallen, wenn er sich in einer Gruppe geborgen fühlt und genug Vertrauen hat, um sich von Zeit zu Zeit «fallen zu lassen». Ein allzu starkes Kontrollbedürfnis stört den kreativen Prozes und führt zu einer emotionalen Dauerbelastung.

Auf ganz einfache Weise stärkt diese Anwärmübung das Zusammengehörigkeitsgefühl der Gruppe und das Selbstvertrauen des Einzelnen.

Anleitung

Lange Zeit wurde angenommen, dass Kreativität an die Einsamkeit eines schöpferischen Menschen gebunden ist. Heute wissen wir mehr darüber. Kreativität lebt ebenso von der Gemeinschaft und vom Vertrauen in eine selbst gewählte Gruppe.

Bitte kommt mit einem Partner zusammen und entscheidet, wer A und wer B sein soll.

Zunächst legt A sich auf dem Boden auf den Rücken, die Arme locker rechts und links neben sich. B setzt sich an das Kopfende von A. Beide schließen die Augen und entspannen sich eine Minute, indem sie langsam gründlich ein- und ausatmen… (1 Min.)

A hält nun die Augen geschlossen, während B seine Augen wieder öffnet und sich dicht neben den Kopf seines Partners kniet. Unterstütze den Kopf des liegenden Partners, indem du beide Hände vorsichtig unter seinen Hinterkopf schiebst und den Kopf leicht anhebst. Nun kannst du anfangen, den Kopf sanft hin- und herzuwiegen, von einer Seite zur anderen. Finde das passende Tempo, damit dein Partner Vertrauen zu dir fassen kann und sich sicher fühlt. Achte darauf, dass du auch in dieser ungewohnten Situation ruhig und tief weiteratmest, und stell dir dabei vor, dass du mit deinen Händen immer wieder die Botschaft gibst: Ich bin jetzt für dich da … Ich sorge für dich … (3 Min.)

Leg nun den Kopf behutsam wieder auf dem Boden ab und nimm deine Hände zu dir zurück. Gib deinem Partner Gelegenheit, langsam die Augen zu öffnen und mit seiner Aufmerksamkeit in den Raum zurückzukehren… (1 Min.)

Und nun wechselt bitte die Rollen.

Geheimer Magnet

Wenn wir mit innerer Zufriedenheit malen wollen, dann müssen wir auf unsere Gefühle hören und uns Motive auswählen, die uns tief befriedigen. Um diesem Ziel näherzukommen, sollten wir uns immer wieder die Frage stellen: Was zieht mich magnetisch an?

Anleitung

Beginnt im Raum herumzugehen und bemerkt, wie sich dabei ständig die Perspektive ändert, aus der ihr den Raum, die Möbel und die anderen Gruppenmitglieder erlebt...

Bemerkt auch, dass eure Stimmung sich beim Herumgehen verändert. Manchmal seid ihr etwas wacher... animierter... neugieriger... (1 Min.)

Stell dir nun vor, dass du sehr feinfühlig wirst und die Schwingungen in deiner Umgebung viel deutlicher empfindest als üblich... Du wirst vieles bemerken, was dich im Augenblick kalt lässt, aber auch Dinge, die dich anziehen, die deinen Puls beschleunigen und dir ein warmes Gefühl geben.

Bemerke einfach, was dich anzieht, was dein Interesse weckt... was deine Lebensgeister mobilisiert...

Geh weiter herum und versuche, mehr über das Objekt deines Interesses herauszufinden...

Und nun kehre bitte an deinen Platz zurück und bring das zu Papier, was dich magnetisch angezogen hat. Umgib den «Magneten» dabei mit einem Geheimnis. Verstecke das Objekt so in einem Bild, dass es für andere schwer wird, es zu erkennen... (10 Min.)

Die Teilnehmer gehen herum, um die Bilder der anderen zu betrachten. Niemand soll darüber sprechen, was ihn animiert hat.

Wie fühle ich mich, wenn ich ein Geheimnis habe und dieses Geheimnis hüte? Warum sind Geheimnisse wichtig? Wie gut kann ich die Balance halten zwischen Geheimnis und Offenheit?

Weitermalen

Hier benutzen wir die Intuition der übrigen Gruppenmitglieder als Auslöser für unsere eigene Kreativität. Dieses Anwärmspiel fördert die Interaktion der Gruppe und die Bereitschaft zur Improvisation.

Anleitung

Die besten Anregungen zum Malen oder zum Schreiben gibt uns das Leben. Wenn wir uns darauf verlassen, dann werden wir häufiger Geschenke entdecken, die das Leben für die Optimisten unter uns bereithält.

Der Vorteil einer Gruppe besteht darin, dass wir hier Prozesse des Lebens imitieren können. Ihr werdet diesen Zusammenhang gleich klarer sehen.

Jeweils einer von euch soll sich gleich von seinem Platz erheben und zu einem anderen Gruppenmitglied hingehen. Ich gehe zu jemanden, von dem ich mir vorstellen kann, dass er eine schöne Herausforderung oder eine gute Idee für mich bereithält. Ich lege dieser Person mein leeres Blatt vor und stelle die rituelle Frage: Was kannst du mir geben?

Der Gefragte soll nichts sagen, sondern lediglich eine grafische Starthilfe geben, sozusagen den Anfang eines Bildes. Und das kann ganz unterschiedlich ausfallen: eine Linie... eine geometrische Form... ein Symbol... ein Buchstabe... eine Ziffer... der Umriss irgendeines Objekts...

Dabei soll nicht gesprochen werden. Die Anregung kommt aus der Intuition, und sie wird auch mit der Intuition verstanden.

Sobald ich diese grafische Starthilfe bekommen habe, kehre ich an meinen Platz zurück und beginne ein Bild daraus zu entwickeln: Realistisch... symbolisch... phantastisch... Alles ist möglich.

Bitte achtet darauf, dass nur jeweils einer losgeht, um sich seine Anregung zu holen... Für die Entwicklung des Bildes hat jeder zwanzig Minuten Zeit... (20 Min.)

Mandala meines Lebens

Hier können wir uns selbst Klarheit über unsere Lebenssituation verschaffen und auch anderen Einblick geben.

Anleitung

In dieser Sitzung wollen wir eine Antwort auf die Frage finden, die sich jeder von Zeit zu Zeit stellen muss: Wo stehe ich in meinem Leben?

Leg ein großes Blatt Papier (DIN A3) vor dich hin und nimm eine Schachtel Ölkreide zur Hand. Zeichne ein großes Quadrat auf dein leeres Blatt und male dann einen Kreis in das Quadrat, der jede der vier Seiten berührt.

Male in den Mittelpunkt des Kreises einen dicken Punkt, der dich selbst symbolisiert... dein Leben... deine Persönlichkeit... dein Ego... dein Selbst. Und dann fang an, die wichtigen Mitspieler deines Lebens zu Papier zu bringen, im Inneren des Mandalas und vielleicht auch außerhalb. Du kannst diese Mitspieler abstrakt oder konkret darstellen... Außerdem kannst du entscheiden, ob du die Verbindungen zwischen den Mitspielern deutlich machen willst.

Sobald der Bauplan deines Mandalas feststeht, kannst du anfangen, dein Bild zu verschönern. Gib dem Mandala eine Dekoration, die zu deinem Leben passt und zu deinem Anspruch auf Schönheit. Lass dir für die gesamte Arbeit dreißig Minuten Zeit...

Betrachte nun dein Mandala in aller Ruhe und meditiere darüber. Deine Meditation kann folgende Fragen mit einschließen:

- Was genießt du besonders in dieser Lebenssituation?
- Wofür bist du dankbar?
- Wem solltest du vergeben?
- Wie kannst du für andere da sein?

Malen als Geschenk

Wir haben uns daran gewöhnt, die künstlerische Produktion als Ergebnis der persönlichen Arbeit eines Einzelnen zu betrachten. Auf diese Weise vergessen wir, dass Kunst immer auch ein Dienst an anderen ist. Sie kann ein Geschenk sein, mit dem wir einem Einzelnen eine Freude machen wollen, oder eine Gabe für transzendente Mächte, z. B. für die Erde, für den Kosmos, für die Welt usw.

Das Konzept «Malen als Geschenk» hat einen psychologischen Vorteil: Es ermöglicht uns, unsere Kontrolle zu lockern und uns zu öffnen für die kreative Energie unseres Unbewussten bzw. für die Kraft des Lebens. Daher geben wir der folgenden Übung den Charakter eines Rituals.

Anleitung

Wir können unseren kreativen Prozess lebendiger machen, wenn wir uns dazu entschließen, unsere Malerei zu verschenken. Wir werden gleich ausprobieren, wie wir damit zurechtkommen.

Bitte zünde vor dir ein Teelicht an, um damit anzudeuten, dass du heute mit ganzem Herzen bei deiner Malerei bist. Du sollst ein kleines Bild malen und zuvor entscheiden, wem du dieses Bild schenken möchtest... Das kann jemand aus der Gruppe oder auch ein Außenstehender sein.

Beginne dein Bild erst dann, wenn du weißt, für wen du malst.

Mach beim Malen immer wieder Pausen, in denen du an den Empfänger des Bildes denkst und daran, dass du ihm eine Freude machen willst, dass du zu seinem Glück beitragen möchtest und vielleicht auch, dass du zu seiner Heilung beitragen willst.

Nimm dir eine Viertelstunde Zeit für dein Bild... (15 Min.)

Und nun soll jeder der Reihe nach sein Bild in die Hand nehmen und es einen Augenblick ans Herz drücken. Damit «imprägnierst» du dein Bild mit guten Wünschen für den Empfänger. Sag dabei laut, für wen das Bild bestimmt ist.

Wer Lust hat, kann dann durch den Raum gehen und den Gruppenmitgliedern einen Blick auf sein Bild gestatten.

Während dieser ganzen Zeremonie können wir daran denken, dass die Malerei ursprünglich ein heiliger Akt war, der unseren Vorfahren half, auch unter schwierigen Umständen zu überleben.

Lichtmeditation

Eine wichtige Frage entsteht immer wieder neu: Wie kann ich es beim Malen schaffen, meine Befangenheit abzulegen? Wie kann ich meine kritischen inneren Stimmen verstummen lassen und eine Weile ganz in meinem künstlerischen Projekt aufgehen? Darum ist es hilfreich, wenn die Teilnehmer verschiedene Techniken lernen, die ihnen helfen, einen Fokus für ihre Aufmerksamkeit zu finden.

Die folgende Lichtmeditation kann einen wertvollen Beitrag dazu leisten. Sie schafft eine ruhige Atmosphäre in uns und blendet Ablenkungen und Störungen auf angenehme Weise aus.

Anleitung

Such dir einen Platz, wo du dich wohlfühlst, wo wenig Ablenkung ist und wo du genug privaten Raum um dich hast...

Mach es dir auf deinem Stuhl bequem und achte bitte darauf, dass dein Rücken ganz gerade ist, sodass du leicht, tief und ruhig atmen kannst...

Beginne einfach, tief ein- und auszuatmen und achte darauf, wie sich dein Bauch dabei hebt und senkt. Spüre, wie die Luft kühl in deine Nase strömt und beim Ausatmen deinen Körper warm wieder verlässt...

Wenn du willst, kannst du nun deine Augen schließen und ihnen eine Weile Erholung und Ruhe schenken...

Und nun stell dir vor, dass du in der Ferne einen winzigen Lichtpunkt siehst, sehr klein und sehr hell. Du kannst zu diesem Lichtpunkt inneren Kontakt herstellen und das Licht bitten, näher zu dir zu kommen. Bemerke, wie das Licht langsam immer näherkommt... Aus dem kleinen Punkt wird eine kleine Scheibe und dann ein großer Ball, der sich immer weiter auf dich zu bewegt... Nach und nach füllt sein Licht den ganzen Raum um dich herum aus und du empfindest diese Helligkeit als angenehm, als klar und warm... Und mit der Zeit dominiert das Licht, und die Dunkelheit zieht sich weiter und weiter zurück...

Du bemerkst, dass du selbst von diesem Licht erfrischt wirst, jede Zelle deines Körpers und jeder Winkel deines Herzens und deines Geistes. Du wirst neugierig, was dieses Licht dir noch zu bieten hat. Du kannst das Licht bitten, dir irgendein Bild zu zeigen, das für dich im Augenblick von Bedeutung sein kann...

Vielleicht bemerkst du auch, dass die Qualität des Lichts sich so verändert, dass du immer deutlicher das Bild erkennen kannst, das in Umrissen vor dir auftaucht...

Es spielt keine Rolle, was dieses Bild dir zeigt, wie klar oder wie rätselhaft es dir erscheint… wie fragmentarisch oder wie vollständig…

Öffne langsam die Augen und fang an, dieses innere Bild zu malen… Es ist ein Geschenk deiner Intuition. Male so, dass du das Gefühl behältst, weiter von dem Licht umgeben zu sein… Es ist überflüssig, Erklärungen zu suchen und das Licht oder das Bild analysieren zu wollen. Es reicht vollständig aus, wenn du dich von dem Licht anregen und begleiten lässt und dich für die Bilder öffnest, die in deinem Inneren darauf warten, von dir beachtet zu werden… (5 Min.)

Nun näherst du dich dem Ende dieser Lichtmeditation. Atme einmal tief aus und komm dann mit deinem Bewusstsein wieder in den Alltag zurück…. Reck und streck dich ein wenig, schau dich im Raum um und fühle dich erfrischt und klar.

Der leere Stuhl

Diese Technik stammt aus dem Psychodrama. Sie bietet eine interessante Möglichkeit für ein stimulierendes Thema und eine gute Malaufgabe.

Anleitung

(Die Gruppe sitzt in einem Halbkreis vor einem leeren Stuhl.)

Bitte stell dir vor, dass auf diesem Stuhl jemand sitzt, mit dem du etwas zu besprechen hast. Vielleicht schreckst du vor diesem Gespräch ein wenig zurück, doch du weißt, es ist wichtig, dass du dich äußerst...

Lass irgendeine Person vor deinem geistigen Auge auftauchen und auf diesem Stuhl sitzen. Vielleicht schaut sie dich an, vielleicht vermeidet sie deinen Blick...

Auf dem Stuhl kann jemand sitzen, mit dem du zur Zeit zu tun hast... Es kann aber auch jemand sein, der nicht mehr lebt... Vielleicht siehst du dich auch selbst dort sitzen... (1 Min.)

Stell dir nun vor, dass du dieser Person ein paar Worte sagst... Vielleicht möchtest du die Unterhaltung später fortsetzen. Jetzt genügt eine kurze Mitteilung... (1 Min.)

Nun kannst du zu deinem Platz gehen und die Person malen, die du auf dem Stuhl gesehen hast.

Wenn dein Bild fertig ist, gib ihm einen passenden Titel.

Lass dir für deine Arbeit zwanzig Minuten Zeit... (20 Min.)

Totemtier

Die Natur ist für die meisten Menschen eine zuverlässige Quelle künstlerischer Inspiration. Besonders Tiere haben die wunderbare Gabe, unsere Gefühle anzusprechen und unsere Phantasie zu wecken. Oft beneiden wir sie um ihre Vitalität, um ihre eindeutigen Motive und um ihren Mut.

Hier können die Teilnehmer sich mit irgendeinem Tier identifizieren, zu dem sie eine Wahlverwandtschaft empfinden. Daraus entsteht dann ganz natürlich ein ungewöhnliches Selbstporträt.

Anleitung

Mach es dir auf deinem Stuhl bequem und schließ die Augen. Atme einmal tief aus und beginne dann ruhig, tief und erholsam zu atmen.

Stell dir vor, dass du vor einer Leinwand sitzt, auf der gleich ein Naturfilm gezeigt werden soll... Langsam wird die Leinwand heller und du kannst die Umrisse eines Bildes erkennen, in Farbe oder Schwarz-Weiß.

Allmählich erkennst du mehr. Du siehst das Bild eines Tieres... Vielleicht ist es ein beliebtes Tier wie z.B. ein Bär, ein Hund, eine Katze, ein Wolf oder ein Adler... Es kann aber auch ein ganz seltenes Tier sein, ein Okapi, ein tasmanischer Teufel oder sogar ein Phantasietier, dass du gerade in diesem Augenblick entdeckst... Du hast unendliche Möglichkeiten...

Beobachte das Tier sorgfältig... Seine Größe und Farbe, seine Bewegungen, seine Art zu atmen und den Klang seiner Stimme. Vielleicht ist das Tier auch bereit, sich so hinzusetzen, dass es dich anschauen kann...

Gestatte dir nun für eine kurze Weile, dich selbst, wie im Märchen, in dieses Tier zu verwandeln. Nimm all die typischen Merkmale des Tieres an. Erforsche seine Lebensweise: In welcher Gegend lebst du?... Wovon ernährst du dich?... Wer sind deine Freunde, wer deine Feinde?... Wie alt kannst du werden?... Welche Abenteuer musst du in deinem Leben bestehen?... (3 Min.)

Wenn du willst, kannst du dich später erneut mit diesem Tier identifizieren... Werde nun wieder du selbst ... Atme einmal tief aus... Lass die Leinwand wieder dunkel werden und komm von deinem Zuschauerplatz hierher zurück in diesen Raum.

Nimm dir jetzt ein Blatt Papier und eine Schachtel mit Ölkreiden und zeichne das Tier, das du gesehen hast...

Die letzte Woche

Diese Malaufgabe stärkt das Zusammengehörigkeitsgefühl in der Gruppe. Jeder kann mitteilen, was ihn in der letzten Woche glücklich gemacht, verletzt, verärgert oder aufgeregt hat.

Anleitung

Bitte leg ein leeres Blatt Papier vor dich und eine Schachtel mit Ölkreiden. Das leere Blatt ist ein passendes Symbol für die Anfangsphase einer Gruppensitzung: Es kann schnell lebendig werden und viel erzählen, wenn wir voneinander wissen, was uns glücklich oder unglücklich macht.

Bitte denk an die letzte Woche zurück und an die wichtigen Ereignisse, die dein Lebensgefühl beeinflusst haben. Finde dann etwas, was dich glücklich gemacht hat und male diesen Grund zum Glücklichsein...

Und nun erinnere dich bitte an etwas, was dich aufgeregt hat, was dich verletzt, geärgert oder beunruhigt hat. Finde auf dem Blatt eine passende Stelle, um auch den Grund hierfür im Bild auszudrücken...

Und wenn du deine kreativen Muskeln trainieren willst, dann kannst du dir für beide Bilder einen gemeinsamen Titel überlegen und auf dein Blatt schreiben.

Gemeinsam malen

Hier können zwei Teilnehmer eng miteinander kooperieren. Für die meisten Menschen ist das eine interessante Situation, die ein gewisses Risiko birgt, aber auch die Chance, zusammen etwas Ungewöhnliches zustande zu bringen. In sehr kurzer Zeit kann man dabei den Partner kennenlernen und gleichzeitig Einsichten in eigene Stärken und Schwächen gewinnen. Solche Situationen sind selten. Sie sind eine Herausforderung an unsere Kreativität, an unsere Hilfsbereitschaft und an unsere Intuition.

Für diese Malaufgabe benötigt jedes Paar einen Bogen Papier im Format DIN A3 und eine Schachtel mit Ölkreiden.

Anleitung

Jeder sucht sich einen Partner, auf den er neugierig ist. Vielleicht habt ihr schon darauf gewartet, endlich einmal gemeinsam malen zu können. Hier bekommt ihr Gelegenheit dazu.

Nehmt euch ein großes Blatt Papier und setzt euch zusammen hin, entweder Seite an Seite oder einander gegenüber.

Jeder sucht sich nun eine persönliche Farbe aus, die gerade gut zu seiner Stimmung passt.

Wir beginnen mit zwei Minuten Einstimmung: Schließt die Augen und kritzelt ein wenig auf dem Teil des Papiers, der direkt vor euch liegt... (2 Min.)

Öffnet nun die Augen und stellt euch seelisch darauf ein, gemeinsam ein Bild zu malen – ohne miteinander zu sprechen. Versucht auf den anderen einzugehen und unterstützt ihn bei seinen Zielen, dann habt ihr die Chance, dass der andere euch ebenso behandelt. Wenn ihr geduldig und aufmerksam seid, werdet ihr ein gemeinsames Bild zustande bringen. Dabei spielt es keine Rolle, auf welche Art ihr malt: Symbolisch, realistisch, phantastisch – alles ist möglich. Ihr habt dafür zehn Minuten Zeit... (10 Min.)

Interview

Dieses Arrangement eignet sich besonders für die Anfangsphase einer Gruppe, wenn es darum geht, Verständnis für die Lebenssituation der anderen Gruppenmitglieder zu entwickeln.

Anleitung

Komm mit einem Partner zusammen, auf den du neugierig bist. Du hast gleich Gelegenheit, mehr über den persönlichen Hintergrund der ausgewählten Person herauszufinden.

Setzt euch zusammen hin und findet heraus, was euch am anderen interessiert. Jeder hat zehn Minuten Zeit, um den Partner zu befragen, dann sollen die Rollen gewechselt werden. Bemüht euch bitte, klare und verständliche Antworten zu geben. Ihr habt jedoch auch das Recht zu sagen: Auf diese Frage möchte ich nicht antworten.

Nach zehn Minuten gebe ich euch ein Signal... (20 Min.)

Nehmt euch nun bitte ein Blatt Papier und Ölkreiden und drückt etwas von dem, was ihr gehört habt, in einem Bild aus. Das ist eine Herausforderung an eure Kreativität, denn ihr müsst eine Geschichte in ein Bild umwandeln. Dafür habt ihr fünfzehn Minuten Zeit... (15 Min.)

Ich schlage euch vor, dass ihr dieses Bild am Ende dem Partner schenkt.

Flow-Meditation

Bei diesem Malexperiment lernen die Teilnehmer eine spezielle Technik kennen, die eine besondere seelische Verfassung hervorrufen kann. Für eine gewisse Zeit lösen sich die Grenzen der eigenen Identität auf und unser Ego scheint mit der Welt zu verschmelzen. Das erleichtert uns den Zugang zu unserem Unbewussten und lässt die Kontrolle durch das Alltagsbewusstsein schwächer werden. In diesem «mystischen» Zustand bekommt das Malen eine besondere Qualität. Es wird leichter, schwereloser, überraschender. Die technischen Möglichkeiten bleiben dieselben, doch bei der Wahl der Motive und der Komposition eröffnen sich uns neue Möglichkeiten.

Anleitung

Diesmal werden wir den kreativen Prozess mit einer Meditation beginnen. Wir werden uns tief entspannen und so den Einfluss unseres Alltagsbewusstseins eindämmen.

Bitte leg dich bequem auf den Boden und halte deine Malutensilien in der Nähe bereit. Am besten legst du dich auf eine Decke oder auf einen Teppich, sodass du den Boden unter dir spüren kannst. Du liegst auf dem Rücken, die Beine sind leicht geöffnet, die Arme liegen rechts und links neben dir und die Handflächen zeigen nach oben. In dieser Haltung kannst du bequem und vollständig atmen. Gönne dir zu Beginn drei tiefe Atemzüge und lass die Luft beim Ausatmen mit einem deutlichen Seufzer hinausfließen...

Schließ jetzt deine Augen, sofern sie noch nicht geschlossen sind... Spüre das Gewicht deines Körpers... Spüre, wie die Schwerkraft deinen Körper auf dem Boden festhält...

Betrachte nun deinen Körper als ein zufälliges Gefäß deines Geistes. Sei dir bewusst, dass dein Körper eine temporäre Qualität hat, während dein Geist unvergänglich ist. Betrachte deinen Körper, wenn du willst, als eine Muschel, die eine kostbare Perle – deinen Geist – beherbergt...

Und nun stell dir vor und spüre, dass dein Körper von Augenblick zu Augenblick leichter wird. Ganz langsam verliert er an Gewicht und Masse, Muskeln und Knochen werden leicht und unsichtbar...

Nun bist du so leicht, dass du von der Schwerkraft nicht mehr gefangen gehalten wirst. Dein Körper beginnt, Zentimeter um Zentimeter nach oben zu schweben, schwerelos wie eine Flaumfeder, wie ein Nebel, wie ein Windhauch...

Nun bist du so leicht, dass du durch Wände und Decken hindurchschweben kannst, höher und höher in den Himmel hinein... Oben kannst du dich mit den Wolken verbinden und selbst eine Wolke werden, ein Windhauch, ein Luftgeist.... Und dieses Gefühl, eine Art Luftgeist zu sein, das halte für eine Weile aufrecht. Benutze dieses Gefühl der Schwerelosigkeit, wenn du dich gleich aufrichtest, um für einen Moment in dieser besonderen Stimmung zu malen. Lass dich überraschen, welche Motive, welche Bilder dich zum Malen einladen. Und wenn du das Gefühl hast, dass die Erdenschwere allzu schnell zurückkehrt, dann kannst du für einen Augenblick die Augen schließen und wieder ein wenig höher schweben in das Gefühl der grenzenlosen Leichtigkeit...

Es ist ziemlich egal, was du jetzt malst, ob dein Bild verständlich ist oder rätselhaft. Wichtig ist, dass du erleben kannst, wie sich die Schwerelosigkeit anfühlt... (5 Min.)

Kehre jetzt in das alltägliche Kraftfeld der Erde zurück. Lass deinen Körper wieder an Masse und Gewicht zunehmen und empfinde, wie die Schwerkraft Beine und Füße, Arme und Hände in ihren Bann zieht...

Atme einmal tief aus und kehre in dein Alltagsbewusstsein zurück. Du weißt nun, wie du dir von Zeit zu Zeit ein angenehmes Gefühl der Leichtigkeit verschaffen kannst.

Botschaft der Natur

Die Natur bietet uns immer wieder Anregung und frische Energie für unsere kreativen Projekte. Hier gehen wir im Rahmen einer leichten Meditation ans Meer, um uns zu entspannen und anregen zu lassen.

Anleitung

Mach es dir auf deinem Platz bequem und schließ die Augen. Atme einmal tief aus und komm dann mit jedem weiteren Atemzug immer mehr zu innerer Ruhe und Konzentration...

Stell dir vor, du bist am Meer. Unter deinen Füßen spürst du den weichen Sand und die Sonne wärmt dein Gesicht. Die salzige Brise lässt feine Kristalle auf deiner Haut zurück, und der Wellenschlag scheint dem gleichen Rhythmus zu folgen wie dein Herzschlag. Ab und zu vernimmst du den Schrei einer Möwe, die sich mit ihren Gefährten unterhält. All das gibt dir ein Gefühl der Erholung, der Ruhe und der Freude, während du langsam den Strand entlangwanderst...

Ganz unwillkürlich hältst du Ausschau nach den Geschenken des Ozeans... Treibholz, Seesterne und Reste von Fischernetzen liegen überall auf dem Strand... Du entdeckst vor dir ein großes Schneckenhaus, von der Art, die Kinder so gern ans Ohr halten, um das Rauschen des Meeres zu hören. Du bückst dich und nimmst es in deine Hand. Du entdeckst die Spuren des Alters, Seepocken und Algen. Du hältst das Schneckenhaus an deine Nase und fragst dich, vor wie vielen Jahre die Schnecke wohl im Ozean gelebt hat....

Mehr und mehr kommt dir dieses Gehäuse wie ein altertümliches Orakel vor, dass nur auf dich gewartet hat, damit du es findest und hörst, was es dir mitzuteilen hat... Skeptisch zunächst und dann immer neugieriger hältst du das Schneckenhaus an dein Ohr. Du glaubst, eine tiefe Stimme zu hören, die immer wieder dieselbe Botschaft sagt. Nimm dir Zeit, das Schneckenorakel zu hören...

Stell dir nun vor, dass das Schneckenhaus dir Anweisungen gibt, was du malen sollst. Ganz egal, ob du mit diesen Vorschlägen einverstanden bist oder sie verstehst, sei einfach offen und rezeptiv für das, was die Stimme sagt, und beginne zu malen...

Wenn du das Gefühl hast, dass du den Faden verlierst, mach eine Pause und höre wieder auf die Stimme...

Und wenn du nichts mehr hörst, dann sei geduldig und warte ab, denn es könnte sein, dass sie dir noch mehr zu sagen hat...

Wenn die Stimme endgültig verstummt, dann akzeptiere diesen Schluss und nimm hin, dass die Stimme dir im Augenblick nicht mehr zu sagen hat. Du kannst das Schneckenorakel nun wieder auf den Strand legen und es in deiner Erinnerung aufbewahren. Später kannst du das Orakel erneut anhören, vielleicht hat es dir dann noch mehr zu sagen....

Nun hast du noch fünfzehn Minuten Zeit, um dein Bild zu Ende zu malen... (15 Min.)

Bild meines Kritikers

Manchmal haben wir eine Malblockade. Dann hören wir eine innere Stimme, die uns warnt:

- Das darfst du nicht malen!
- Du hast zu wenig Talent!
- Damit beleidigst du deine Mutter!
- Solche Spielereien führen zu nichts!

In vielen Fällen meldet sich in solchen Warnungen oder Verboten ein innerer Kritiker, der uns um unser Vergnügen bringen möchte. Wir können hier versuchen, ihn dingfest zu machen.

Anleitung

Jeder Mensch hört gelegentlich in seinem Inneren eine kritische Stimme. Manchmal ist sie nützlich, ein andermal verbraucht sie unsere kostbare Energie für nichts und wieder nichts.

Ich möchte dir eine Möglichkeit zeigen, wie du deine kritische innere Stimme besser einschätzen und vielleicht auch zum Schweigen bringen kannst.

Mach es dir auf deinem Platz bequem und schließ die Augen. Atme einmal tief aus und achte eine Weile darauf, wie du atmest...

Sei dir bewusst, dass du hier ganz sicher und beschützt bist... Achte nun darauf, was die Stimme deines inneren Kritikers dir zu sagen hat, wenn du hier bei uns oder anderswo malst oder dich auf andere Weise kreativ ausdrückst. Was sagt dein Kritiker?... Was will er von dir?...

Und nun frag deinen Kritiker nach seinem Namen... Wirf noch einen letzten Blick auf diese Person und sag ihr dann Adieu...

Atme nun einmal tief aus und kehre mit deiner Aufmerksamkeit zurück in diesen Raum. Öffne die Augen, nimm Papier und Ölkreiden zur Hand und male ein Bild deines inneren Kritikers...

Du kannst dieses Bild später verfeinern, indem du noch andere Quellen benutzt: Zeitschriften, Bücher, Fotoalben. Es ist gut möglich, dass dein innerer Kritiker mehrere Gesichter hat, mit denen er dir imponieren möchte. Lass dir noch zehn Minuten Zeit, um dein Bild zu Ende zu malen... (10 Min.)

2 | Selbstbilder

Selbstbild im Gestaltstil

Kürzlich hat der deutsche Journalist David Precht ein Buch veröffentlicht mit dem schönen Titel «Wer bin ich und wenn ja, wie viele?» – Unsere Persönlichkeit ist vielfältig und wandelbar. Und wenn wir heute Ich sagen, dann steht ein Teil von uns im Vordergrund, der vielleicht bald einem anderen Platz macht.

Wenn wir also von Identität sprechen, dann sollten wir das behutsam tun. Unsere Seele, unser Gefühlserleben und unser Glück sind flexibel und fähig, sich zu verändern.

Diese Malaufgabe lockt Antworten hervor, die überraschen und eine lebhafte Diskussion auslösen können.

Anleitung

Nimm dir eine Schachtel mit Ölkreiden und ein Blatt Papier. Du hast die Wahl zwischen verschiedenen Größen: DIN A5, A4, A3. Such dir ein paar Ölkreiden aus, deren Farben dir gefallen. Du kannst dir Zeit lassen. Wähle die Farben, die dir sagen: Nimm uns...

Mach einen kleinen Test und überzeuge dich, dass du genau die richtigen Farben gewählt hast...

Und nun geh an einen Platz, wo du gut arbeiten kannst. Die Atmosphäre soll angenehm sein, damit du dich gut konzentrieren kannst.

Schließ nun bitte die Augen und atme einmal tief aus. Achte ein paar Atemzüge lang darauf, wie du atmest. Du brauchst daran nichts zu verändern. Es ist jetzt am besten, wenn du deiner Atmung gestattest, Tiefe und Rhythmus selbst zu bestimmen...

Bemerke auch, was in deinem Körper vor sich geht... Was spürst du?...

Lass nun vor deinem geistigen Auge ein Bild aufsteigen, das dein inneres Selbst und deine Grundstimmung im Leben ausdrückt... Das kann ein Bild sein, das symbolisch und abstrakt ist, oder ein Bild, das irgendetwas zeigt, was dir vertraut ist... Es soll auf einfache Weise darstellen, wer du im Kern bist... Nimm dir ein wenig Zeit, damit sich ein Bild in dir entwickeln kann... (1 Min.)

Gleich werde ich dich auffordern, die Augen zu öffnen. Du sollst dann mit den gewählten Farben ein Bild zeichnen, das dein Wesen zum Ausdruck bringt... Wenn du glaubst, dass du noch andere Farben brauchst, dann nimm sie dir. Sei vollständig aufmerksam, während du malst... Bemerke, wie sich deine Hand bewegt, wie die Farben auf dem Papier erscheinen… wie sich deine Gefühle und deine Stimmung von Augenblick zu Augenblick entwickeln.

Versuche deiner Kreativität freien Raum zu gewähren. Gönne deinem Tagesbewusstsein eine Pause und lass dich vom Zeichenmaterial und dem kreativen Prozess inspirieren: Nicht dein Wille, sondern die Ölkreiden und deine Hände entscheiden, wie sich dein Bild entwickelt… Lass jede Linie so weit gehen, wie sie selbst es möchte… Halte inne, wenn die Linie anhalten möchte, und ändere die Richtung, wenn das der Wunsch der Linie ist… (1 Min.)

Nun kannst du deine Augen öffnen und beim Ausatmen einmal tief seufzen… Du hast nun zehn bis fünfzehn Minuten Zeit, um dein Selbstbild zu vollenden… (10-15 Min.)

Leg die Stifte beiseite und betrachte dein Bild. Sprich dir selbst Anerkennung dafür aus, dass du dich auf diese so persönliche Aufgabe eingelassen hast. Halte dein Bild hoch, damit die anderen in der Gruppe es sehen können. Und nun beschreibe bitte drei Minuten lang dein Selbstbild. Sprich dabei in der ersten Person, etwa so: Kräftige Linien bestimmen die Konturen meines Gesichts… Mein Mund wird von zarten Linien begrenzt und wirkt etwas zurückhaltend… Meine Augen sind weit geöffnet und erscheinen mir ernst und eine Spur skeptisch…

Du kannst auch darüber sprechen, was du beim Prozess des Malens erlebt hast, z. B.: Zuerst bin ich ganz langsam vorgegangen und habe nur zarte Linien auf das Papier gesetzt. Ich habe mit den Augen und mit der Stirn begonnen… (3 Min.)

Bitte sei dir bewusst, wie du dich jetzt fühlst, während du dich selbst und den Malprozess beschreibst.

(Wenn alle Gruppenmitglieder auf diese Weise ihre Bilder vorgestellt haben, bekommen die Teilnehmer Gelegenheit zur Diskussion:

- Was habe ich über mich herausgefunden?
- Wessen Bild hat mich besonders beeindruckt?
- Wie passen die Bilder zu dem Eindruck, den ich bisher von den Personen hatte?
- Welche neuen Einblicke in das Innere einer Person gestatten die Bilder? etc.)

Spontanes Selbstporträt

Bei dieser Aufgabe ist es wichtig, dass die Zeit begrenzt wird, damit die Teilnehmer spontan vorgehen müssen, ohne allzu viel zu überlegen. Das ist ein gutes Mittel gegen Befangenheit.

Anleitung

Nimm dir für dieses Selbstporträt ein Blatt Papier und eine einzelne Farbe, die du magst. Stell dir vor, dass du auf diese Malaufgabe besonders vorbereitet wurdest. Du hast einen Schluck Spontanserum getrunken, eine Droge, die dein Gehirn in deine Kindheit zurückversetzt, in eine Zeit, ehe du zur Schule kamst. In diesem Alter fühlen sich viele Kinder noch berechtigt, ihre persönliche Meinung ganz naiv auszudrücken. Sie vertrauen auf das, was ihnen gerade einfällt. Sie fragen nicht nach Richtig oder Falsch, Passend oder Unpassend.

Du hast gleich drei Minuten Zeit, um dein Selbstporträt zu zeichnen. Überlass es dabei deiner Hand und der Ölkreide, wie das geschehen soll. Lass dein Bewusstsein die Rolle des neugierigen Betrachters spielen, der einfach zusieht, wie das Bild nach und nach entsteht… (3 Min.)

Setze zum Schluss noch deine Unterschrift unter das Bild.

Blindes Selbstbild

Blind zu malen ist besonders reizvoll für alle, die sich gern ausdrücken, aber wenig Übung in bildnerischer Darstellung haben. Die anschließende Besprechung der Bilder fördert die Interaktion in der Gruppe und gibt jedem die Chance, mehr darüber zu erfahren, wie er von anderen gesehen wird.

Anleitung

Nimm dir ein Blatt Papier und eine Ölkreide mit einer Farbe, die du magst. Du sollst gleich mit geschlossenen Augen ein Selbstbild anfertigen. Ich will dich zuvor auf diese Aufgabe etwas vorbereiten.

Leg all deine Malutensilien beiseite, mach es dir auf deinem Stuhl bequem und schließ die Augen... Atme einmal tief aus und beginne dann tief und gleichmäßig zu atmen. Reibe nun die Handflächen kräftig gegeneinander, sodass deine Hände warm und geschmeidig werden... (1 Min.)

Nun kannst du anfangen, mit den Fingerspitzen beider Hände deinen Kopf abzutasten. Berücksichtige dabei deinen ganzen Kopf. Vielleicht willst du mit Nacken und Hinterkopf beginnen... Spüre die Muskulatur deines Nackens, das Haar, die Wölbung der Schädelknochen...

Geh weiter zu deinen Ohren, folge der Silhouette deiner Ohrmuscheln und übersieh auch nicht deine Ohrläppchen...

Nun geh weiter zu deinen Schläfen und zu deiner Stirn... Spüre den Haaransatz, und während du deine Stirn abtastest, sei dir bitte bewusst, dass darunter auch jener Teil deines Gehirns liegt, mit dem du Entscheidungen triffst und mit dem du die Informationen überprüfst, die dir von deinen Sinnen gemeldet werden...

Geh weiter zu deinen Augenbrauen und zu den Jochbögen unter deinen Augen... Taste deinen Nasenrücken ab und deine Wangenknochen... Wie fühlt sich die Muskulatur an, mit der du deinen Unterkiefer bewegst?... Vielleicht hast du Lust, sie einen Augenblick zu massieren...

Deinen Mund hast du bisher ausgespart. Zeichne mit einer Fingerspitze die Silhouette deiner Lippen nach und erforsche dann mit beiden Händen die Eigenarten deines Kinns...

Ich hoffe, dass du bei der Erforschung deines Gesichtes etwas Freude gehabt hast. Es ist seit vielen Jahren dein treuer Begleiter und es versorgt dich mit allen Informationen, die du zum Leben brauchst.

Deine Hände haben Gelegenheit gehabt, sich ihr eigenes Bild von deinem Kopf und deinem Gesicht zu machen. Du hast nun drei Minuten Zeit für dein Selbstporträt. Dieses Selbstporträt soll an dem Punkt beginnen, wo du die Ölkreide auf das Papier setzt. Aus diesem Punkt entspringt eine Linie, die du ohne Unterbrechung ziehen sollst. Die Linie soll deinen Kopf und dein Gesicht von vorn darstellen. Diese Technik gibt wenig Raum für realistische Details. So kannst du das betonen, was dir wichtig ist.

Auch in diesem Falle ist es empfehlenswert, wenn du die Regie deinen Malwerkzeugen und deiner Hand überlässt und zeichnest, ohne zu planen. Wenn du möchtest, kannst du mehrere Selbstporträts anfertigen.

Du hast drei Minuten Zeit, um das Bild zu Papier zu bringen… (3 Min.)

(Anschließend sammelt der Gruppenleiter die Bilder ein, die nicht signiert sein sollen. Jeweils eines wird der Gruppe gezeigt, und die Teilnehmer raten, wer dieses Selbstbild angefertigt hat. Dabei sollen sie soweit wie möglich erklären, was sie zu ihrer Vermutung veranlasst. Nach ein bis zwei Minuten sollte offengelegt werden, wer das Bild angefertigt hat.)

Ressourcen und Herausforderungen

Jeder Teilnehmer benötigt für dieses Experiment eine weiße Pappschachtel. Es sollten nicht nur Ölkreiden zum Malen benutzt werden, sondern auch Tintenroller, Buntstifte und Bleistifte etc., mit denen feinere Linien erzeugt werden können.

Anleitung

Für die folgende Gestaltungsaufgabe hast du eine halbe Stunde Zeit. Nimm dir eine der Schachteln und mach dich mit ihr vertraut. Sieh dir das Innere der Schachtel an, den Deckel und die Seitenteile... Du sollst diese Schachtel gleich dekorieren und sie auf diese Weise zu einem persönlichen Andenken machen. In gewisser Weise ist die Schachtel ein Gleichnis deines Lebens. Das Innere der Schachtel steht für deine persönlichen Stärken und Ressourcen. Vielleicht willst du dich auf jene Stärken konzentrieren, die dir besonders wertvoll sind und die dir geholfen haben, Herausforderungen und Krisen zu überstehen. Du hast alle Innenflächen der Schachtel zur Verfügung, um dort kleine Bilder deiner wichtigsten Stärken und Ressourcen aufzuzeichnen. Bedenke dabei, dass zu deinen Ressourcen auch die externen Helfer gehören, die dich unterstützen. Das kann z.B. eine beste Freundin sein, ein Therapeut oder dein Schutzengel. Berücksichtige vor allem solche Ressourcen, die sich in einer schwierigen Lage bereits bewährt haben.

Nun kommen wir zu den Außenflächen der Schachtel. Skizziere hier die wichtigsten Herausforderungen, mit denen du zurzeit zu tun hast: Aufgaben, Verpflichtungen, Probleme und Ziele. Triff auch hier eine Auswahl und berücksichtige vor allem solche Dinge, die dir sehr am Herzen liegen... (30 Min.)

Metaphorisches Porträt

Wir beginnen mit einer Phantasiereise, während der die Teilnehmer zwei Tiere visualisieren, die zwei wichtige Aspekte ihrer Existenz zum Ausdruck bringen. Dann wird gezeichnet, was jeder zuvor mit dem geistigen Auge gesehen hat.

Meist fällt es den Teilnehmern leicht, Tierfiguren mit ihrer aktuellen Lebenssituation, mit ihrem Gefühlsleben oder mit ihrer Persönlichkeitsstruktur in Verbindung zu bringen. Wir verdanken diese Technik dem Therapeuten Joseph E. Shorr.

Anleitung

Mach es dir auf deinem Platz bequem und schließ die Augen. Atme einmal tief aus und überlass es deiner Atmung, einen angenehmen Rhythmus und die passende Tiefe zu finden...

Und nun stell dir bitte vor, dass du auf eine altmodische Kinoleinwand schaust, auf der nachher Szenen aus deinem Leben gezeigt werden sollen. Zur Einstimmung gibt es zunächst einen Kurzfilm, der dich überraschen wird: Auf der Leinwand tauchen langsam und dann immer deutlicher, vielleicht aber auch blitzartig und vollständig klar, zwei Tiere vor dir auf. Eines auf der linken und eines auf der rechten Seite. Lass dir Zeit, diese Tiere zu erkennen und sie mit freundlicher Neugier zu betrachten. Vielleicht bewegen sie sich, vielleicht sind sie bewegungslos. Vielleicht sind es kleine, vielleicht große Tiere. In jedem Falle sind diese Tiere gekommen, damit du dich selbst aus einem neuen Blickwinkel sehen kannst. Also betrachte sie beide aufmerksam, und vielleicht hast du Lust, sie leise zu begrüßen...

Mach jetzt einen geistigen Schnappschuss von den beiden Tieren, denn du sollst gleich ein Bild von ihnen malen...

Atme nun einmal tief aus, öffne in deinem persönlichen Rhythmus die Augen und fang an zu malen... (15 Min)

Signaturen

Die eigene Unterschrift ist ein kompaktes Selbstbild, das mit jedem neuen Lebensjahr weiterentwickelt und abgeschliffen wird. Diese Übung macht darauf aufmerksam, dass es anregend sein kann, wenn wir uns nicht immer aus derselben Perspektive betrachten, sondern uns auch ungewohnte Blickwinkel gestatten.

Anleitung

Diesmal benötigst du für das Malexperiment nur eine Farbe. Wähle eine Ölkreide in einer Farbe, die dir gefällt, und nimm zehn Bögen weißes Papier. Setz dich irgendwo hin, wo du dich gut konzentrieren kannst...

In den folgenden Experimenten sollst du mit der schreibungewohnten Hand arbeiten. Das ist ein einfaches Hilfsmittel, um aus der alltäglichen Routine herauszukommen. Denn Routine macht das Leben leichter, aber auch langweiliger.

Du kannst nun loslegen und ganz langsam deinen Vornamen rückwärts aufschreiben, als ob er in einem Spiegel reflektiert wird. Benutze dafür die obere Hälfte des Blattes und spüre, wie sich die Muskeln in deiner Hand und in deinem Arm dabei anfühlen und wie du dabei atmest...

Wiederhole das noch einmal. Benutze nun bitte die untere Hälfte des Blattes und versuche diesmal mit leichter Hand zu schreiben und dich dabei möglichst wenig anzustrengen. Bist du in der Lage, die Energie zu steuern, die du beim Schreiben aufwenden musst?...

Nimm nun ein neues Blatt. Schreib deinen Vornamen in gewohnter Weise, aber mach ihn so groß, dass er das ganze Blatt ausfüllt...

Bleib noch auf diesem Blatt, aber schreibe diesmal deinen Vornamen bitte winzig klein, so klein, wie es dir gerade noch möglich ist...

Leg nun beide Blätter auf einen Tisch, sodass andere deine Signaturen sehen können...

Sagt einander, was ihr beim Schreiben erlebt habt...

Kehre an deinen Platz zurück und nimm ein neues Blatt. Diesmal sollst du deinen Vornamen ganz langsam schreiben. Mach daraus eine Art Lebenslinie. Zieh ihn so auseinander, dass die verschiedenen Abschnitte deines Lebens erkennbar werden... (2 Min.)

Nimm jetzt ein frisches Blatt Papier und schreib deinen Vornamen langsam auf die obere Hälfte. Schreib ihn so, dass eine Skizze entsteht, die zeigt, wie du im Innersten empfindest... (2 Min.)

Schreib deinen Namen nun noch einmal in die untere Hälfte. Diesmal sollst du daraus eine Skizze entwickeln, die zeigt, wie du von Vater und Mutter gesehen wurdest... (2 Min.)

Nimm wieder ein frisches Blatt und schreib deinen Vornamen in die obere Hälfte. Entwickle daraus eine Skizze, die einen Teil von dir zeigt, mit dem du vollkommen einverstanden bist... (3 Min.)

Und nun benutze die untere Hälfte des Blattes und entwickle aus deinem Namen eine Skizze, die etwas von dir zeigt, was du gar nicht magst... (3 Min.)

Leg jetzt bitte die zuletzt gemalten Namensbilder alle auf einen Tisch, damit ihr sie gemeinsam betrachten könnt.

Jeweils einer von euch soll nun berichten, wie er sich beim Zeichnen gefühlt hat und was ihm dabei durch den Kopf gegangen ist.

Die drei Kästen

Auch hier arbeiten wir mit einer imaginären Situation, die verschiedene Aspekte des Selbstbildes deutlich macht. In der Regel sind sowohl der Gruppenleiter wie auch die Teilnehmer überrascht, welche Einsichten auf diese spielerische Weise erzeugt werden können. Die Bilder aus der Imagination lassen sich in der Regel sehr gut malen, und die Teilnehmer können sie anschließend als Symbole einer vertieften Selbsterkenntnis mit nach Hause nehmen.

Vielen Menschen fällt es nicht ganz leicht, die einzelnen Kästen zu öffnen und hineinzuschauen, aber mit etwas Geduld gelingt es fast jedem. Bei der Arbeit mit diesem Experiment haben sich folgende Tendenzen gezeigt: Der größte Kasten enthält Hinweise auf die «Fassade», auf die «Persona», die der Einzelne der Welt zeigt; der mittlere Kasten zeigt die Strategien, mit denen der Einzelne seine Verletzlichkeit schützt; der kleinste Kasten gibt Hinweise auf das innere Zentrum, auf den Kern der Persönlichkeit.

Anleitung

Mach es dir auf deinem Platz bequem und schließ die Augen. Atme einmal tief aus und sorge dafür, dass du dich eine Minute lang tief entspannen kannst. Gönn deinem Körper eine Pause und lass deinen Geist wach werden, aufmerksam und neugierig...

Stell dir nun vor, dass du drei Kästen vor dir hast, die nach der Art der russischen «Matrjoschka»-Puppen ineinandergestellt sind. Dabei spielt es keine Rolle, aus welchem Material die Kästen gefertigt sind, welche Farben sie haben, und wie groß sie sind. Das kannst du in deiner Phantasie selbst entscheiden. Nimm die Kästen auseinander und stell sie der Größe nach und mit geschlossenem Deckel vor dich hin... Und nun sollst du dir vorstellen, dass jeder Kasten irgendetwas enthält, was immer das auch sein mag. Du brauchst vorher nicht zu wissen, worum es sich handelt. Lass dich überraschen. Öffne einen Kasten nach dem anderen und untersuche, was du darin findest...

Wenn du in einem Kasten etwas entdeckst, dann prüfe den Inhalt vorsichtig. Und erst, wenn du genug darüber weißt, was alle drei Kästen enthalten, kannst du einmal tief ausatmen und die drei Inhalte in einem Bild festhalten. Bemerke beim Malen, wie du dich fühlst und welche Gedanken dir dabei durch den Kopf gehen...

Werbeposter

Wir fordern die Teilnehmer auf, eine Werbung für sich zu entwickeln und zu gestalten. Dies kann eine sehr vergnügliche Arbeit sein, und am Ende verraten wir den Teilnehmern noch, wie sie das so entstandene Bild über die Sitzung hinaus nutzen können.

Anleitung

Hast du dir schon einmal überlegt, was geschieht, wenn zwei Personen miteinander flirten?... In diesem erotischen Ritual macht jeder von beiden für sich Reklame: Sieh, wie attraktiv ich bin! Jeder Mensch wird mit der Gabe geboren, zu flirten und für sich Reklame zu machen. Das gehört zum Kernprogramm der Evolution. Und weil das so ist, könnte man sagen, dass diese Malaufgabe einen wahrhaft evolutionären Charakter hat.

Jeder soll nun ein Werbeposter gestalten, auf dem er seine guten Seiten und seine Charakterstärken anpreist. Das Poster soll nur bildlich gestaltet werden und keinen Text enthalten. Ihr könnt dabei realistisch oder symbolisch vorgehen. Es steht euch natürlich frei, welche Qualitäten ihr in den Vordergrund stellen wollt. Ihr habt zwanzig Minuten Zeit... (20 Min.)

Und nun möchte ich noch denjenigen, die etwas für ihre persönliche Anziehungskraft tun möchten, einen Trick verraten. Um das eigene Charisma zu stärken, kannst du das Poster zusammenfalten und eine Weile in deiner Brieftasche, deiner Handtasche oder in deinem Portemonnaie mit dir herumtragen. Wenn du allein bist, kannst du es morgens und abends einmal konzentriert betrachten, um es dann wieder zusammenzufalten und in deiner Nähe aufzubewahren. Du praktizierst auf diese Weise weiße Magie, die dich anziehend machen kann.

Mein Herz

Es gibt immer noch viele Menschen, die in ihrem Herzen vor allem einen starken Muskel sehen, eine Art Pumpe, die den Körper mit Blut und Sauerstoff versorgt. Doch mit dieser Sichtweise werden wir unserem Herzen nicht gerecht. Unser Herz ist über diese vitalen Aufgaben hinaus ein wichtiges Informationszentrum, das vor allem unsere Gefühle und unsere zwischenmenschlichen Beziehungen steuert. Darüber hinaus kommuniziert das Herz mit unserem Gehirn und sorgt dafür, dass rationale und emotionale Prozesse zusammenfließen können.

Man kann also zu Recht sagen, dass wichtige Aspekte unserer Persönlichkeit und unserer Identität mit unserem Herzen zu tun haben. Wir geben den Teilnehmern hier Gelegenheit, sich auf ihr Herz zu konzentrieren und einen ungewöhnlichen und intensiven Kontakt zu ihm herzustellen.

Anleitung

Heute sollst du deine Aufmerksamkeit auf ein Organ lenken, das in unserer Kultur chronisch zu kurz kommt. Die meisten Menschen machen sich vor allem Sorgen um ihr Ansehen. Sie fragen sich, wie beliebt oder durchsetzungskräftig sie sind, doch sie fragen sich selten: Wie geht es meinem Herzen? Was sagt mein Herz dazu? Du wirst gleich Gelegenheit haben, deinem Herzen besondere Aufmerksamkeit zu schenken.

Bitte setz dich bequem hin, und schließ die Augen. Halte deinen Rücken ganz gerade und atme drei Mal tief aus... Gib deinem Körper die Erlaubnis, sich zu entspannen. Stell dir vor, dass dein Atem in alle Teile deines Körpers strömt und dass du beim Ausatmen Unruhe, Müdigkeit oder Unbehagen mit der verbrauchten Luft aus dir hinausfließen lässt... So kann dein Körper nach und nach locker werden, warm und weich, sicher und behaglich... Und du kannst auch störende Gedanken und unruhige Gefühle bemerken und beim Ausatmen aus dir hinausfließen lassen.

Stell dir nun bitte vor, dass du eine kurze Phantasiereise durch deinen Körper machst. Du wirst dich selbst, deinen Körper und deine Gefühle aus einer ganz neuen Perspektive erleben und dich dabei völlig sicher fühlen...

Damit dir das möglich ist, sollst du dir in deiner Phantasie einen winzig kleinen Doppelgänger schaffen. Dieser Doppelgänger hat die Eigenschaft, aufmerksam, freundlich und teilnehmend zu beobachten. Dazu wird er alle seine Sinne einsetzen. Und wenn du möchtest, kannst du deinen Doppelgänger auch mit einer winzigen Lichtquelle ausstatten, damit er sich im Innern deines Körpers orientieren kann.

Ehe du zu deiner Reise aufbrichst, musst du wissen, dass dein Doppelgänger über Eigenschaften verfügt, die du selbst als Kind schon hattest. Er ist neugierig, optimistisch und mitfühlend.

Und nun stell dir vor, dass du deinen Doppelgänger an irgendeiner für dich passenden Stelle in deinen Körper hereinlässt... Gewöhne dich zunächst an die Atmosphäre im Innern deines Körpers. Vielleicht kannst du die Temperatur spüren... Vielleicht kannst du Farben sehen, wenn du deine Lichtquelle anzündest... Vielleicht hörst du auch das Strömungsgeräusch deines Blutes und das ferne Pochen deines Herzens. Wenn du genau hinsiehst, erkennst du vielleicht die Wände der Blutgefäße und wenn du magst, darfst du sie vorsichtig berühren...

Bemerke auch, wie geheimnisvoll dein Blutkreislauf ist. Hier strömt das Blut, das deinen Körper lebendig hält. Durch die Kraft deines Herzens bewegt es sich in einem ununterbrochenen Kreislauf, auch wenn du schläfst oder mit ganz anderen Dingen beschäftigst bist. Hier findest du die Lebensenergie, die dir alles ermöglicht: Ruhe und Anstrengung, Freude und Trauer, Denken und Fühlen... (2 Min.)

Und wenn du dich in dieser besonderen Atmosphäre genügend akklimatisiert hast, dann kannst du eine der großen Adern benutzen, um zu jenem Platz weiterzureisen, wo dein Blutkreislauf geregelt und in Bewegung gehalten wird. Reise zu deinem Herzen. Du kannst dich dabei von der Stimme deines Herzens leiten lassen... Vielleicht hörst du das Pochen deines Herzens... Vielleicht spürst du aber auch auf irgendeine andere Weise die Einladung deines Herzens, es zu besuchen...

Lass dir Zeit, dich in deinem Herzen umzusehen... Was kannst du dort sehen?... Vielleicht entschließt du dich, dein Herz mit dem Auge des Mediziners zu betrachten... Vielleicht möchtest du dein Herz aber auch eher wie ein Geschichtenerzähler sehen, der herausfinden will, was alles darin Platz gefunden hat. Finde eine Möglichkeit, dein Herz besser zu verstehen... (2 Min.)

Wenn du willst, kannst du jetzt einen kurzen Dialog mit deinem Herzen führen. Hast du selbst Wünsche an dein Herz?... Was möchte dein Herz dir mitteilen?... Könnt ihr eine Möglichkeit finden, häufiger miteinander zu sprechen?... Hat dein Herz eine wichtige Empfehlung für dich, damit du ein erfülltes und sinnvolles Leben führen kannst?... (2 Min.)

Nun wird es Zeit, dass du dich von deinem Herzen verabschiedest. Du kannst jederzeit hierher zurückkehren, um diesen Austausch fortzusetzen. Sag deinem Herzen Adieu und kehre dann auf dem Weg zurück, auf dem du in deinen Körper hineingelangt bist... Vergiss nicht, deinem Doppelgänger zu danken und sei dann wieder du selbst. Reck und streck dich etwas, atme einmal tief aus, öffne deine Augen und sei wieder hier, erfrischt und wach.

Gönn dir jetzt noch ein paar Minuten, um diese Reise in dir nachklingen zu lassen... Dann nimm Papier und Ölkreiden und male ein Bild deines Herzens, realistisch, symbolisch oder in einer Kombination verschiedener Ausdrucksmöglichkeiten... (20 Min.)

Die Rose

Unsere Persönlichkeit hat verschiedene Facetten. Wir müssen lernen, mit den Anforderungen des Alltags, des Berufslebens, des Familienlebens etc. zurechtzukommen, doch darüber hinaus ist es wichtig, dass wir uns darum bemühen, kreativ zu sein, einen Sinn in unserem Leben zu finden und uns auch für das Wohl der Gemeinschaft einsetzen. Vielleicht könnte man diese Aufgabe so bezeichnen: Wir müssen eine gewisse seelische Kultur entwickeln. Die folgende Meditation regt uns dazu an. Wir verwenden ein Bild der Natur, eine poetische Metapher. Viele Teilnehmer entdecken dabei überraschende Erlebnismöglichkeiten.

Anleitung

Mach es dir auf deinen Platz bequem... Gib deinem Körper die Erlaubnis, sich zu entspannen... Richte deine Aufmerksamkeit zunächst auf deinen Atem... Bemerke einfach, wie du atmest... Vielleicht stellst du dann fest, dass deine Art zu atmen sich ganz von selbst etwas ändert, ohne dass du dich dabei anstrengen musst... Entscheide selbst, wann du im Verlauf dieser Meditation deine Augen schließen möchtest...

Und nun sieh bitte vor dir eine Rose wachsen... Vielleicht möchtest du eine Beetrose sehen, eine Buschrose oder eine Kletterrose, die an einer Hauswand oder an einem Zaun in die Höhe wächst... Betrachte die ganze Pflanze: ihre Triebe, die Blätter, die Dornen und die Blüten... Du entdeckst eine Knospe, die kurz davor ist, sich zu öffnen... Noch wird die Blüte von grünen Kelchblättern geschützt... Lass dir Zeit, diese einzelne Blüte ganz deutlich zu sehen... Bemerke auch die Farbe, die sich in den geschlossenen Blütenblättern bereits andeutet... (1 Min.)

Schau zu, wie sich die Blüte Schritt für Schritt öffnet... wie sich die Kelchblätter nach außen wenden und die Blütenblätter freigeben, die – immer noch geschlossen – darauf warten, das Licht in sich aufzunehmen... Und nun siehst du, wie sich auch die Blütenblätter langsam öffnen. Während sich die gesamte Blüte zum Licht hinwendet, hast du den Eindruck, dass auch tief in dir eine Öffnung stattfindet... vielleicht in deinem Herzen, in deiner Seele oder an irgendeiner geheimen Stelle deines Körpers... Vielleicht hast du ganz vage den Eindruck, dass etwas in dir aufbricht, was ans Licht kommen möchte... (1 Min.)

Du blickst weiter auf die Rose und kannst jetzt vielleicht etwas von ihrem Duft ahnen... Vielleicht erinnert dich die sich öffnende Blüte an eine lang vergessene Melodie... Immer deutlicher spürst du, dass die Bewegung der Rose auch deine eigene Bewegung ist, dass die Öffnung der Blüte auch eine Öffnung in dir hervorruft... Du konzentrierst dich ganz auf den Vorgang, wie sich die Blüte für Licht und Luft öffnet und mit jedem weiteren Schritt ihre ganze Schönheit zeigt... (1 Min.)

Du richtest nun deinen Blick auf das Zentrum der Blüte, dorthin, wo das Geheimnis der Rose am intensivsten ist. Stell dir vor, dass dort ein Bild entsteht, ein Symbol für etwas Schönes und Wichtiges, das jetzt in deinem Leben auf dich wartet... Lass dieses Bild spontan entstehen, ohne nachzudenken oder bewusst einzugreifen... Lass dich mit diesem Bild beschenken und vielleicht zeigt sich dir etwas, was du schon einige Zeit geahnt oder gehofft hast... Vielleicht stillt dieses Bild eine tiefe Sehnsucht... (1 Min.)

Lass dir für dieses Bild noch ein wenig Zeit und genieße seine Stimmung... Vielleicht hat es eine Botschaft für dich... Sei offen dafür, auch wenn du vielleicht überrascht bist oder Teile der Botschaft noch nicht verstehst... (2 Min.)

Bewahre bitte alles, was du erlebt hast, in deinem Gedächtnis auf... Sage der Rose Adieu und danke ihr für die Erlebnisse, die sie dir geschenkt hat.

Reck und streck dich ein wenig, atme einmal tief aus und komm dann mit deiner Aufmerksamkeit hierher zurück, öffne die Augen, erfrischt und wach.

In ein paar Minuten sollst du zu Papier bringen, was du in dieser Meditation erlebt hast... (20 Min.)

Identität

Jeder von uns hat mehrere Modelle im Kopf, bewusste und unbewusste, die uns zeigen, wie wir leben könnten. Viele dieser Modelle sind geprägt von Vorstellungen anderer. Einige entspringen unseren eigenen Vorstellungen und Wünschen. Manche dieser Modelle unterschätzen unser Potenzial, andere überfordern uns, doch mit etwas Glück sind einige darunter, die uns anregen und unsere Entwicklung fördern.

In dieser Übung können wir uns mit diesen Modellen beschäftigen, um klarer zu sehen, welchen Lebenstraum wir verwirklichen möchten. Dazu sollen fünf kleine Skizzen angefertigt werden, denn wir wollen nicht nur unser rationales Denken konsultieren, sondern auch unser Unbewusstes und unser Herz.

Anleitung

Mach es dir bitte auf deinem Stuhl bequem und achte auf deinen Atem. Gib deinem Körper die Erlaubnis, sich zu entspannen und schließ die Augen. Lass deine Gefühle und deinen Geist still werden. Geh innerlich an einen Platz der Sicherheit und des Friedens...

Du sollst dir selbst gleich fünf verschiedene Fragen stellen. Auf jede Frage wirst du eine Antwort finden. Diese Antworten können auf verschiedene Weise kommen: als Bild, als körperliche Empfindung oder auch als Klang oder Melodie. Wenn du eine Antwort gefunden hast, dann male dazu bitte ein Bild. Wenn dieses Bild fertig ist, kannst du deine Gedanken und Assoziationen in Stichworten festhalten. Schließ dann bitte wieder die Augen, geh nach innen und warte auf die nächste Frage.

Hier die fünf Fragen:

1. Wir alle haben manchmal die Tendenz, uns zu unterfordern. Wir haben ein schlechtes Selbstbild, das unsere Möglichkeiten unterschätzt. Frage dich deshalb selbst: Wie sieht das negative Selbstbild aus, das ich von mir habe?... (10 Min.)
2. Gleichzeitig haben wir die Tendenz, uns von Zeit zu Zeit zu überschätzen und zu überfordern. Wir haben dann ein ideales Bild von uns, das unsere Möglichkeiten, Stärken und Talente übersteigt. Stell dir jetzt die Frage: Welches aufgeblähte Ideal habe ich in mir, das ich zu verwirklichen suche?... (10 Min.)
3. Manchmal glauben wir an eine Märchenwelt und entwickeln geheime Tagträume, in denen wir leben wie in einem Märchen aus Tausendundeiner Nacht. Frage dich deshalb: Welchen unrealistischen und phantas-

tischen Tagtraum träume ich manchmal? Welches Ideal strebe ich an, auch wenn es völlig unrealistisch ist?... (10 Min.)

4. Nun frage dich bitte: Welche Vorstellung haben andere Menschen von mir, Menschen, die für mich wichtig sind? Wie soll ich sein, damit sie zufrieden sind? Welches Ideal haben sie für mich ausgewählt? Spüre ich, wie schwer solche fremden Ideale auf mir lasten?... (10 Min.)
5. Komm nun ganz zu dir selbst und zu deinen tiefsten Wünschen, Hoffnungen und ureigenen Charakterstärken. Frage dich: Wie möchte ich in Zukunft sein? Wie möchte ich leben? Was möchte ich für mich selbst und für andere tun?... Lass dir auch für dieses Bild zehn Minuten Zeit... (10 Min.)

Stell dir jetzt bitte vor, dass das letzte Bild Wirklichkeit geworden ist. Schließ die Augen, geh in dieses Bild hinein und erlebe die Qualitäten und Stärken, die mit diesem Lebensmodell verbunden sind...

Und nun kannst du noch Folgendes tun: Steh von deinem Platz auf und beginne im Raum herumzugehen. Nimm eine Körperhaltung und einen Gesichtsausdruck an, die zu diesem Lebenswunsch passen... Verkörpere dieses Bild von dir und spüre überall in deinem Körper, wie sich das anfühlt... (3 Min.)

Lebensbild

Hier bringt jeder Teilnehmer eine oder zwei Zeitschriften mit, die er für gewöhnlich liest. Sie geben das Rohmaterial ab für eine Collage, die das eigene Leben widerspiegeln soll. Jedem Teilnehmer ist es freigestellt, eine Momentaufnahme seines Lebens herzustellen oder aber eine Art Panoramabild, das eine größere Zeitspanne berücksichtigt.

Anleitung

Ihr sollt gleich eine Collage anfertigen, die den anderen Gruppenmitgliedern zeigt, wie euer Leben ist und wie ihr euch in eurer Haut fühlt. Für diese Aufgabe möchte ich einen verhältnismäßig knappen Zeitrahmen vorgeben, damit jeder frisch und spontan arbeiten kann.

Lass dir zunächst zehn Minuten Zeit, um passende Bilder aus deinem Material auszuschneiden… (10 Min.)

Nun hast du genau fünf Minuten Zeit, um einzelne Wörter oder kurze Sätze auszuschneiden… (5 Min.)

Jetzt kannst du mit deiner Montage beginnen. Du hast dreißig Minuten Zeit, um dein Material auf der Unterlage zu arrangieren und aufzukleben, sodass ein Bild deines Lebens entsteht… (30 Min.)

Wenn du das Gefühl hast, dass du gern noch etwas dazu malen möchtest, dann benutze deine Ölkreiden dazu.

Installation

Hier fertigen die Teilnehmer eine Installation an. Als Material können kleine Dinge des täglichen Gebrauchs dienen, die jeder zu dieser Sitzung mitbringt, aber auch der Inhalt von Handtaschen, Brieftaschen, Portemonnaies usw. Außerdem benötigt jeder einen großen Bogen neutrales Papier (Flipchart oder Packpapier).

Anleitung

Ihr seid eingeladen, eine kreative Antwort auf die folgenden Fragen zu finden: Wer bin ich? Wie ist mein Leben? Mit welchen Menschen habe ich zu tun? Was lerne ich gerade?

Hier mein Vorschlag, wie du diese Fragen kreativ beantworten kannst. Du sollst eine kleine Installation machen, indem du die Objekte verwendest, die du zu diesem Zweck mitgebracht hast bzw. die Gegenstände, die du heute gerade bei dir hast: in deiner Handtasche, in deiner Brieftasche, in deinem Portemonnaie... Du kannst auch Schmuck und deine Uhr einbeziehen.

Ich gebe dir gleich einen großen Bogen Papier, auf dem du dann deine Objekte arrangieren kannst. Lass ein Bild deines Lebens entstehen, das der Gruppe zeigt, wer du bist... (15 Min.)

Kindheitserinnerungen

Unsere Kinderzeit gibt uns das Fundament für unser Leben. Hier lernen wir unsere Talente kennen und entwickeln unsere Vorlieben und Ziele für die Zukunft. Wenn wir zurückdenken, dann ist das für die meisten von uns anregend und bitter-süß.

Hier wählen wir ein elegantes Imaginationsverfahren, um einen unvoreingenommenen Blick zurück zu tun.

Anleitung

Mach es dir auf deinem Platz bequem und schließ die Augen... Atme drei Mal tief aus und gestatte deinem Körper, sich angenehm zu entspannen... Bemerke, wie überall in deinem Körper ein Gefühl des Wohlbehagens, der Wachheit und wohligen Wärme entsteht... (1 Min.)

Ich lade dich jetzt zu einer kleinen Reise in die Phantasie ein, die deinen Geist erfrischen wird...

Stell dir vor, dass du durch einen schönen Wald wanderst, der so aussieht, als wärst du nach langer Zeit der erste Mensch, der hierhergefunden hat... Über dir bilden alte Bäume ein grünes Dach und die Luft duftet nach Harz und Waldboden...

Auf einmal erblickst du auf einer Lichtung ein altes Waldhaus... Wie sieht dieses einsame Gebäude aus? Folge deiner Neugier und tritt näher heran... Du entschließt dich, an die Tür zu klopfen, um festzustellen, ob ein Bewohner des Hauses dir Gastfreundschaft gewähren kann... Doch es antwortet niemand... Du öffnest die Tür und trittst ein. Im Innern des Hauses ist es ziemlich dunkel. Überall liegt dicker Staub, und Spinnweben bedecken die Möbel. Du hast den Eindruck, dass das Haus schon vor langer Zeit verlassen wurde...

Du möchtest mehr über dieses Haus und seine früheren Bewohner wissen... Du gehst herum und verschaffst dir einen Überblick...

Jetzt bemerkst du eine kleine Tür, hinter der ein paar Stufen in den Keller führen. Du gehst nach unten und entdeckst ein hölzernes Regal, auf dem unter einer dicken Staubschicht ein altes Fotoalbum liegt. Du pustest den Staub davon ab und nimmst das Album mit nach oben, um es in Ruhe anschauen zu können. Du vertiefst dich in die ersten Seiten... Wen oder was zeigen die Fotos?... (2 Min.)

Behalte die Bilder, die du gesehen hast, gut in deinem Gedächtnis und sag dem verwunschenen Haus im Wald Adieu. Merk dir die Lage, damit du es wiederfinden kannst, wenn du es weiter erforschen willst.

Komm jetzt mit deiner Aufmerksamkeit hierher zurück. Reck und streck dich ein wenig, atme einmal tief aus und öffne dann in deinem eigenen Rhythmus die Augen.

Lass dir ein paar Minuten Zeit, damit die Erinnerung an diese Phantasiereise in dir nachklingen kann... Wähle dann eines der Fotos aus, die du ausführlicher betrachtest hast und lass dir eine Viertelstunde Zeit, um es zu malen... (15 Min.)

Kind im Spiegel

Manchmal haben wir das Bedürfnis, unsere schöpferischen Fähigkeiten neu zu beleben. Ein Weg dazu führt über die Erinnerung an jenes Kind, das ich einmal war. Zum Glück ist dieses Kind in mir noch lebendig. Ich kann es aufsuchen und mich mit ihm unterhalten. Die Begegnung mit dem Kind in mir ist das Thema, zu dem hier ein Bild gemalt werden soll.

Anleitung

Wir werden gleich auf besondere Weise unsere Phantasie aktivieren: Nimm dir bitte ein Blatt Papier und halte es mit beiden Händen so vor dich hin, wie du einen Spiegel halten würdest, in dem du dich betrachten möchtest...

Stell dir vor, dass dieses Papier sich in einen Spiegel der Erinnerung verwandelt... Zunächst erblickst du dein Gesicht, so wie du heute aussiehst... Wenn du willst, kannst du jetzt die Augen schließen, um dich noch besser auf dein Spiegelbild konzentrieren zu können...

Und nun stell dir vor, dass dein Spiegelbild unscharf wird und leicht zu zittern beginnt. Langsam verändert sich das Bild, das du siehst, und allmählich erkennst du in dem Spiegel dich selbst als Kind, in einem Zimmer jener Wohnung, in der du aufgewachsen bist. Es spielt keine Rolle, wie alt das Kind ist, das du vor dir siehst... Du hast jetzt ein paar Minuten Zeit, um dich mit deinem Kindheits-Ich zu unterhalten...

Was möchte dein Kind-Ich dir sagen?... Welche Wünsche hat dieses Kind-Ich?... Worauf möchte es dich aufmerksam machen?... Was antwortest du?...

Lass dir Zeit für diese Begegnung und bemerke, wie du dich dabei fühlst...

Du kannst dein Kind-Ich jederzeit wieder treffen, wenn du das Bedürfnis danach hast. Versichere ihm, dass du dich noch eine Weile mit ihm beschäftigen wirst. Du sollst nämlich gleich ein Bild malen, das die Begegnung zwischen deinem Erwachsenen-Ich und deinem Kind-Ich zeigt. Du hast dafür zwanzig Minuten Zeit... (20 Min.)

Traumbild

Es ist schade, dass Träume in unserer Kultur so wenig Beachtung finden. Wir alle träumen im Schlaf, dennoch vergessen wir in der Regel unsere Träume und benutzen sie nicht als Quelle der Inspiration und der Selbsterkenntnis.

Hier erinnern wir uns an einen Traum, der uns aus irgendeinem Grunde im Gedächtnis geblieben ist. Wir erweisen diesem Traum und unserem eigenen Unbewussten besonderen Respekt, indem wir ihn in einem Bild lebendig werden lassen.

Anleitung

Komm mit einem Partner zusammen und setzt euch einander gegenüber. Haltet den passenden Abstand, um ungestört miteinander sprechen zu können. Ihr sollt euch nun gegenseitig irgendeinen Traum erzählen, den ihr nicht vergessen habt. Es spielt keine Rolle, wann ihr den Traum geträumt habt, und was darin geschehen ist. Es spielt auch keine Rolle, ob ihr den Traum verstanden habt. Ihr sollt eure Träume nicht analysieren. Betrachtet sie einfach als eine Anregung eures Unbewussten. Unser Unbewusstes will uns helfen, kreativ zu sein, neue Wege zu finden, weiser zu werden und den richtigen Menschen nahe zu sein.

Wenn du dich dadurch besser konzentrieren kannst, solltest du die Augen schließen, während du deinen Traum erzählst. Erzähl bitte in der Gegenwart, als fände das Traumgeschehen in diesem Moment statt. Das macht deine Erinnerung konkreter.

Wenn ihr euch beide euren Traum erzählt habt, nehmt Papier und Ölkreiden und malt ein Bild eures Traumes. Ihr könnt das ganz realistisch machen, ihr könnt aber auch abstrakt vorgehen und den Traum symbolisch darstellen, durch Farben und Formen.

Bitte fertige dein Bild ganz schnell an. Nimm dir nur fünf Minuten Zeit für eine schnelle Skizze... (5 Min.)

Geheimnisse

Dies ist eine spannende Malaufgabe. In der Diskussion und in der Auswertung entscheidet sich, wie viel jeder von seinen Geheimnissen preisgeben will. Dabei erleben die Teilnehmer die Spannung zwischen Diskretion und Offenheit, zwischen Geheimnis und notwendiger Wahrhaftigkeit.

Anleitung

Bitte nimm drei leere Blätter, um darauf realistisch oder abstrakt drei Dinge bildlich darzustellen:

- Geheimnisse, die du in der Gruppe offenbaren willst,
- Geheimnisse, die du möglicherweise offenbaren willst,
- Geheimnisse, die du für dich behalten möchtest.

Du fragst dich wahrscheinlich, worum es bei diesen Geheimnissen geht. Im Prinzip kann es natürlich alles sein, was in deinen Gedanken vorkommt. Besonders wichtig sind für die meisten Menschen:

- Gefühle,
- Erfolge/Niederlagen,
- Stärken/Schwächen,
- Dinge, die schwer zu akzeptieren sind,
- Dinge, für die ich mich schäme.

Es ist völlig ausreichend, wenn auf jedem Blatt nur ein Bild erscheint, das ein Geheimnis ausdrückt. Lass dir für das Malen zehn Minuten Zeit... (10 Min.)

(Bei der Auswertung bekommt jeweils eine Person die Aufmerksamkeit der Gruppe. Diese Person sagt, welches Geheimnis sie der Gruppe anvertrauen möchte und gibt Einblick in ihre Motive, wie viel Offenheit sie in der Gruppe riskieren möchte.)

Mein Schatten

C.G. Jung hat den psychologischen Begriff des Schattens geprägt. Mein «Schatten», das ist der Teil meiner Gefühle, meiner Gedanken, meiner Seele, den ich auch vor mir selbst lieber verstecke. Manchmal hat die Verleugnung des Schattens praktischen Nutzen für uns, weil wir dann reibungsloser funktionieren. Andererseits kann diese Schatten-Politik aber auch zu einer Verarmung und zu einer Verflachung unseres Lebens führen.

Vor dem eigenen Schatten muss niemand Angst haben. Gefährlich kann lediglich der verdrängte Schatten werden. Als einfache Formel könnte man sagen: Im Schatten liegt ungenutztes Potenzial, das von der Natur für mich bereitgestellt wurde. Besonders delikat sind solche Aspekte des Schattens, bei denen es starke gesellschaftliche Tabus gibt, z. B.:

- Krankheiten,
- Tod,
- Sexualität,
- Macht und Geld.

Der Schatten bietet ein ausgezeichnetes Malmotiv, gleichzeitig ist die Beschäftigung damit heilsam und Ich-erweiternd.

Anleitung

Nimm dir ein leeres Blatt Papier und beginne mit einer dunklen Ölkreide. Du sollst gleich ein Bild deines Schattens malen. Beginne einfach mit dem schematischen Umriss einer menschlichen Person, die du dann weiter ausgestaltest.

Erinnere dich an alles, was du über Schattenseiten gehört hast, über den persönlichen Schatten, über Schattengeister.

Bei dieser Malaufgabe wollen wir unter dem persönlichen Schatten all das verstehen, was wir von uns selbst nicht sehen wollen oder nicht sehen können. Wir sind uns selbst gegenüber oft ungerecht, sowohl was unsere Stärken, als auch was unsere Schwächen betrifft. Wir sind parteiisch und überbewerten einiges, während wir anderes vergessen oder unterdrücken. Darum ist es gut, jetzt im Bild unseres Schattens all das symbolisch durch Farben darzustellen, was in unserem Leben zu kurz kommt. Wenn es für dich die Sache klarer macht, kannst du hie und da auch ein paar Wörter in deinem Bild unterbringen... (30 Min.)

Gestalt in der Höhle

Man könnte sagen, dass diese Malaufgabe ebenfalls mit unserem «Schatten» zu tun hat. In unserer Phantasie taucht eine Figur aus dem Unbewussten auf, eine reale oder mythologische Figur, Vater oder Mutter, ein Freund, ein Drachentöter, eine Göttin, ein Riese, vielleicht aber auch geheimnisvolle Tiere und Pflanzen. Fast immer handelt es sich dabei um unterentwickelte oder unterdrückte Qualitäten oder Wünsche unserer Persönlichkeit. Wenn wir diesen verborgenen Teil unseres Selbst ans Licht locken und ein Bild davon malen, dann verbessern wir unsere Chance, reif und vital zu leben.

Anleitung

Mach es dir auf deinem Platz bequem und schließ die Augen. Achte darauf, dass Arme und Beine nicht gekreuzt sind und mach deinen Rücken ganz gerade... Atme drei Mal tief aus und bemerke, wie dein Atem gleichmäßig, tief und erfrischend wird, sodass du dich immer entspannter und immer wacher fühlst... (2 Min.)

Stell dir nun bitte vor, es ist ganz früh am Morgen oder kurz vor Einbruch der Nacht. Es herrscht Dämmerung. Du bist in waldigem Gelände und dicht vor dir siehst du die Öffnung einer Höhle. Stell dir diese Szene plastisch vor... (2 Min.)

Nun hörst du ein Geräusch aus dem Innern der Höhle und du hast den Eindruck, dass irgendetwas oder irgendjemand im Begriff ist, aus der Höhle herauszukommen. Du versteckst dich hinter einem dicken Baumstamm, damit du selbst nicht gesehen wirst, und wartest ab...

Jetzt kommt auch noch etwas Nebel auf, der deine Sicht behindert... Du hörst erneut ein Geräusch und dann tritt eine Art Schatten aus der Höhle... Allmählich kannst du mehr erkennen... Wer oder was ist das?... Wie fühlst du dich in dieser Situation?... (2 Min.)

Kommt es zu einer Begegnung zwischen dir und der Gestalt?... Was geschieht?... (1 Min.)

Bring die Begegnung zu einem Abschluss, der dich befriedigt... (1 Min.)

Bewahre alles in deinem Gedächtnis auf, was für dich nützlich ist. Reck und streck dich ein wenig, atme einmal tief aus und öffne dann in deinem Rhythmus die Augen. Sei wieder hier.

Male ein Bild von dieser geheimnisvollen Begegnung... (20 Min.)

Waldhotel

Auch hier haben wir wieder die Chance, einen neuen Aspekt unseres Selbstbildes zu entdecken. Und je mehr wir von uns selbst wissen, desto reicher werden unsere Optionen. Wir können uns dann leichter auf alles einstellen, was uns das Leben bringt.

In dieser kurzen Imagination führen wir die Teilnehmer in eine Sphäre, die Veränderung, Geheimnis und Konfrontation möglich macht.

Anleitung

Mach es dir bitte auf deinem Platz bequem und schließ die Augen. Halte deinen Rücken ganz gerade und atme drei Mal tief aus... Schick deinen Atem an alle Stellen deines Körpers, die sich Beachtung wünschen... Lass deinen Atem Entspannung, Erfrischung und Wohlbehagen bringen... (2 Min.)

Stell dir nun bitte vor, dass du in einem großen, schönen Waldgebiet unterwegs bist, im Herzen der Natur und fern von der Unruhe und Geschäftigkeit der großen Städte... Du gehst zu Fuß durch eine wellige und leicht bewaldete Landschaft und entdeckst auf einer kleinen Anhöhe ein Hotel, das frisch renoviert zu sein scheint. Auf dem Dach weht ein bunter Wimpel und aus einem der Schornsteine steigt heller Rauch auf, der die Erinnerung an behagliche Kamine und großzügige Küchenherde in dir wachruft...

Du fühlst dich von dem Gebäude eingeladen und beschließt, dich hier auszuruhen. Du gehst durch die große Eingangshalle über knarrendes Parkett und steigst eine breite Holztreppe nach oben, geleitet von einer Ahnung, dass du hier etwas Wesentliches über dich erfahren wirst. Du folgst einem Flur, öffnest dann eine schmale Tür und betrittst einen Raum. Hier hast du ein seltsames Erlebnis: Du begegnest einem Doppelgänger von dir selbst.

- Was tut dieser Doppelgänger gerade?
- Welche Gefühle hast du für diese Gestalt?
- Wie reagiert der Doppelgänger auf dich?

Lass dir Zeit, damit sich diese Begegnung in Ruhe entwickeln kann... Vielleicht kommen dir Gedanken und Gefühle, die dich überraschen... Vielleicht erkennst du etwas, was du schon immer geahnt hast... Vielleicht bekommst du Anregungen für die Gestaltung deiner Zukunft... (2 Min.)

Sag nun deinem Doppelgänger Adieu. Merk dir diesen Raum und den

Weg dorthin, damit du hierher zurückkehren kannst, wenn du den Wunsch dazu hast.

Reck und streck dich ein wenig. Atme einmal tief aus und öffne die Augen in deinem eigenen Rhythmus. Sei wieder hier, erfrischt und wach.

Lass dir ein paar Minuten Zeit, diese Begegnung in dir nachwirken zu lassen. Dann nimm ein Blatt Papier und fertige ein Bild von der Begegnung an. Vielleicht willst du nur deinen Doppelgänger zeichnen... Vielleicht euch beide... Vielleicht willst du deine Gefühle malen oder ein Symbol, das dir in diesem Zusammenhang in den Sinn kommt. Lass dir zwanzig Minuten Zeit für deine Arbeit... (20 Min.)

Der Gefährte

Die folgende Phantasie hat eine lange Tradition. Wenn Kleinkinder größer werden, müssen sie mit der Tatsache fertig werden, dass die Mutter nicht ständig präsent ist. Kinder, die auf eine stabile Mutterbeziehung zurückblicken können, sind dann gut in der Lage, in der Phantasie einen imaginären Freund zu erfinden. Diese Figur leistet ihnen Gesellschaft, spendet Trost und lädt sie zum Spielen ein.

Zum Glück können wir auch als Erwachsene unsere Vorstellungskraft benutzen, um uns mit hilfreichen, liebevollen und loyalen Wesen zu umgeben. Das macht uns stabiler, ausgeglichener und handlungsfähiger.

Anleitung

Mach es dir auf deinem Platz bequem und such dir eine Haltung, in der du entspannt und wach dasitzen kannst. Schließ die Augen und achte auf deinen Atem. Bemerke, wie er ganz von selbst gleichmäßig und tief wird und einen angenehmen Rhythmus findet.

Erinnere dich nun bitte an eine Situation aus der jüngsten Vergangenheit, an eine Krise oder schwierige Entscheidung, mit der du konfrontiert warst... Erlebe die Situation noch einmal... Spüre deine Gefühle, deine Gedanken, die Reaktion deines Körpers... Unter solchem Stress wünschen sich die meisten Menschen Unterstützung...

Stell dir vor, dass du in dieser Situation einen Gefährten gehabt hättest, einen Menschen, auf den du dich verlassen kannst, auch in schwieriger Zeit. Vielleicht erinnert dich dieser Gefährte an einen Freund/eine Freundin, der oder die du im Leben hast... Auf jeden Fall kommt er dir auf eine geheimnisvolle Weise vertraut vor...

Welche Eigenschaften sollte die Person haben, mit der du Gefahren und Stress teilen möchtest?... Wie würde sie sich verhalten, was würde sie sagen, was würde sie ohne Worte ausdrücken?...

Gestalte diesen Gefährten so, dass du dich in seiner Gegenwart vollständig sicher, optimistisch und kompetent fühlen kannst... Lass dir Zeit, die Präsenz dieser Person zu genießen... (1 Min.)

Und wenn du dazu bereit bist, dann kannst du jetzt einen entscheidenden Schritt tun und dir vorstellen, dass du selbst dieser ideale Gefährte bist, der über alle diese Eigenschaften und Charakterstärken verfügt... Schau zurück auf diese Krise, aber auch auf andere Notlagen und Herausforderungen. Wie hast du sie überstanden?... Du hast vielleicht durchgehalten und bist nicht weggelaufen etc...

Stell dir vor, dass du die Qualitäten deines imaginären Gefährten übernehmen kannst, um in zukünftigen Situationen präsent zu sein, wenn ein raues Klima Aufmerksamkeit und Konzentration von dir verlangt. Was kannst du dann für dich selbst, für deine Familie, deine Freunde und für alle diejenigen tun, die in irgendeiner Weise auf dich angewiesen sind? Lass dir all das eine Weile durch den Sinn gehen… (1 Min.)

Und nun bring diese Haltung der gelassenen und optimistischen Präsenz hierher in diesen Raum. Reck und streck dich ein wenig und atme einmal tief aus. Öffne in deinem eigenen Rhythmus die Augen und sei hier, frisch und wach…

In ein paar Minuten werde ich dich bitten, das Bild deines loyalen Gefährten zu malen, realistisch oder abstrakt, ganz wie du möchtest. Du hast dafür dreißig Minuten Zeit… (30 Min.)

Anima und Animus

Die Begriffe «Anima» und «Animus» verdanken wir dem Schweizer Psychologen C.G. Jung. Er hat unser Selbstverständnis angeregt, indem er die Vermutung äußerte, dass die Psyche eines jeden Mannes einen weiblichen Aspekt und die Psyche jeder Frau auch einen männlichen Anteil hat. Hier gehen wir über diese Vorstellung noch hinaus und fragen uns:

- Wie wäre ich, wenn ich mich in einen Menschen des anderen Geschlechts verwandeln würde?
- Wie würde ich aussehen, wie würde ich fühlen, was wäre mir dann möglich?
- Worin sehe ich die wesentlichen Unterschiede zwischen Männern und Frauen, worin gleichen sie sich?

Wir wollen dieses Gedankenexperiment in einer Phantasiereise lebendig werden lassen. Es kann dazu beitragen, Vorurteile abzubauen und Empathie und liebevolle Neugier für das andere Geschlecht zu entwickeln.

Anleitung

Mach es dir auf deinem Stuhl bequem. Rück ein wenig hin und her, bis du das Gefühl hast, dass dein Körper gut unterstützt ist... Achte darauf, dass Kopf, Nacken und Wirbelsäule eine gerade Linie bilden...

Atme nun drei Mal tief aus und lass deinen Atem dafür sorgen, dass du schön entspannt, wach und präsent bist. Entscheide selbst, wann du deiner Phantasie das Feld überlässt und die Augen schließt... (1 Min.)

Stell dir jetzt bitte vor, dass du verwandelt wirst. Wenn du eine Frau bist, dann sollst du nun ein Mann sein... und wenn du ein Mann bist, dann sollst du in der Phantasie zu einer Frau werden... Wie verändert sich dein Körper?... Bemerke ganz genau, wie dein neuer Körper sich anfühlt und funktioniert, besonders jene Teile, die für dich neu sind. Bemerke auch, wenn du vielleicht zögerst oder ein Unbehagen spürst. Das ist ganz natürlich, schließlich veränderst du eine lange Gewohnheit. Doch du kannst an etwas anknüpfen: Jedes Mal, wenn du mit einer Person des anderen Geschlechts mitempfunden hat, hast du die Grenzen deines Geschlechts durchlässig gemacht...

Versuche dich mit deinem neuen Körper anzufreunden... Höre aufmerksam in diesen Körper hinein... Wie wird sich dein Leben durch die Verwandlung verändern?... Was wirst du jetzt anders machen, wo sich dein Geschlecht verändert hat?... Was denkst du überhaupt zu all den Veränderungen und was empfindest du dabei?... Wie findest du diese andere Seite der Menschheit?... Erforsche dein Leben als Angehöriger des anderen Geschlechts... (2 Min.)

Geh nun wieder zurück in dein natürliches Geschlecht und spüre deinen wirklichen Körper... Vergleiche innerlich diese beiden Erfahrungen... Was fehlt dir jetzt, wo du wieder in deinem natürlichen Geschlecht existierst? Waren einige Erlebnisse «auf der anderen Seite» auch angenehm für dich?... Lass dir noch ein wenig Zeit, zwischen beiden Erfahrungen hin und her zu gehen... (2 Min.)

Behalte im Gedächtnis, was für dich wichtig sein kann. Reck und streck dich ein paar Mal und atme einmal tief aus. Öffne dann im eigenen Rhythmus die Augen und sei erfrischt und wach...

Gleich sollst du ein Bild von dir malen, wie du dich sahst, als du ein anderes Geschlecht hattest. Dieses Bild kann realistisch sein, aber du kannst es auch vollständig abstrakt gestalten. Lass dir dafür zehn Minuten Zeit und vertraue darauf, dass dir dabei noch die eine oder andere nützliche Einsicht geschenkt wird. Wenn du das Bild beendet hast, dann male bitte ein weiteres Bild von dir, diesmal in deinem natürlichen Geschlecht. Realistisch oder abstrakt – beides ist wiederum möglich... (20 Min.)

Wenn jemand beide Figuren zusammen in ein Bild bringen will, kann er das tun.

Männer und Frauen

Jeder Gruppenleiter weiß, dass homogene Gruppen anders funktionieren, als gemischte. Wenn Männer und Frauen aufeinandertreffen, entwickelt sich eine ganz andere Dynamik, als wenn nur Männer oder nur Frauen zusammen sind. Hier können sich die Teilnehmer mit diesem Rätsel auseinandersetzen. Damit möglichst authentische Bilder entstehen, soll schnell und spontan gemalt werden.

Anleitung

Nimm dir bitte zwei große Bögen Papier und eine Schachtel mit Ölkreiden. Setz dich an einen Platz, wo du genügend Privatheit hast, um ungestört arbeiten zu können.

Zeichne nun auf das eine Blatt eine Skizze von dir und den Frauen dieser Gruppe, und auf das andere Blatt zeichne eine Skizze von dir und den Männern. Für jede Skizze hast du genau drei Minuten Zeit. Du musst also großzügig und rasch arbeiten. Vertrau auf deine Intuition. Hier gibt es kein Richtig oder Falsch. Jeder von uns hat genügend Erfahrung im Leben gesammelt, um diese beiden Bilder anfertigen zu können... (6 Min.)

(Zur Auswertung ist es empfehlenswert, wenn immer ein Gruppenmitglied seine beiden Bilder präsentiert und kommentiert. Dabei ist es ausreichend, wenn jeder aus der Perspektive eines wohlwollenden Beobachters die eigenen Skizzen erläutert. Die Gruppenmitglieder können dann weitere Beobachtungen hinzufügen.

Wenn alle Bilder vorgestellt sind, kann das Thema vertieft werden, z.B.: Wie kommen Männer und Frauen in dieser Gruppe miteinander aus?)

Der Bergsee

Neugierige Gruppen kommen bei dieser Imagination und der damit verbundenen Malaufgabe voll auf ihre Kosten. Jeder erhält interessantes Material, um das eigene Selbstbild zu vertiefen und zu erweitern.

Anleitung

In diesem Falle benötigen wir zu Beginn kein Entspannungsritual. Die Bilder, die du erleben wirst, entspannen dich automatisch; du kannst selbst entscheiden, an welcher Stelle du die Augen schließen möchtest.

Wieder einmal gehen wir in der Phantasie in die Berge, diesmal an einen See. Dieses Bild löst vielleicht bei dem einen oder anderen den Wunsch aus, sich auf den Boden zu legen, um es dem Wasser gleichzutun.

Wir wissen, dass Wasser genauso urtümlich ist wie Fels, dass aber das Wasser in gewisser Weise stärker ist, weil es, verbündet mit der Zeit, den Stein aushöhlen und auflösen kann. Doch das Wasser ist nicht nur stark, es hat die geheimnisvolle Fähigkeit, Dinge in sich aufzunehmen. Wenn du einen Gegenstand ins Wasser wirfst, dann öffnet es sich, nimmt das Objekt auf und schließt sich wieder. Und wenn du einen Hammer nimmst, dann kannst du einen Stein spalten, aber wenn du mit demselben Hammer auf eine Wasserfläche schlägst, dann wird dein Hammer nur rostig.

Stell dir also das Bild eines großen Bergsees vor und denke daran, dass sich das Wasser immer an den tiefsten Stellen des Geländes sammelt. Der See, den du dir vorstellst, kann flach oder tief sein, blau oder grün, klar oder trüb. Wenn kein Wind geht, dann ist die Oberfläche glatt wie ein Spiegel und sie reflektiert Bäume und Felsen, Sonne und Wolken. Wenn es windig ist, siehst du kleine Wellen, die manchmal im Sonnenlicht glitzern. Und in der Nacht tanzt das Bild des Mondes auf dem Wasser oder es leuchtet dir still entgegen, gemeinsam mit den Umrissen von Bäumen und anderen Schatten. Im Winter friert der Bergsee zu und du kannst ihn überall betreten, ohne zu wissen, welche Geheimnisse unten im See schlummern...

Du kannst das Bild des Sees benutzen, wenn du meditieren und deine Fähigkeit entwickeln möchtest, offen und rezeptiv zu werden. Und das Bild des Sees kann dir helfen, dich selbst besser zu verstehen.

Stell dir vor, dass dir der Bergsee die Erlaubnis gegeben hat, eine Angel auszuwerfen, weil er für dich ein Geschenk bereithält. Und du – vielleicht etwas zögernd, vielleicht erfreut über die Einladung des Bergsees – wirfst eine Angel aus und bemerkst schon bald einen Widerstand, wenn du deine Angel einzuholen versuchst. Lass dir Zeit, das Geschenk des Sees zu bergen… Was hast du gefunden?… Bring deinen Fund vorsichtig an Land und erforsche ihn eine Zeit lang…. Vielleicht bist du erstaunt… Vielleicht findest du etwas, was dir verloren gegangen ist… Lass dich überraschen… Bewahre das Bild deines Wassergeschenks gut auf und vergiss nicht, dem See zu danken.

Wenn du bereit bist, kannst du deine Augen wieder öffnen und eine kleine Pause machen, ehe du darangehst, ein Bild deines Funds anzufertigen. Lass dir genügend Zeit, damit du Schritt für Schritt besser verstehst, was dir dein Unbewusstes anbietet… (20 Min.)

Zwei Wünsche

Wer sich mit der eigenen Identität beschäftigen will, der muss sich zugleich nach seinen Wünschen fragen. Wir wissen, welche bedeutsame Rolle Wünsche im Märchen spielen. Oft haben die Helden im Märchen drei Wünsche frei, und damit beginnt ihr Dilemma. Jetzt brauchen sie Weisheit, um dieses Geschenk des Schicksals nicht zu vergeuden. Kinder können sich immer wieder neu ausmalen, was sie sich wünschen würden, wenn eine gute Fee ihnen einen Wunsch gewährte, und auch für Erwachsene ist es erfrischend, mit den eigenen Wünschen zu spielen. Das können wir umso gefahrloser tun, wenn wir akzeptieren können, dass das Schicksal uns ungefragt zweischneidige Präsente macht.

Als Malaufgabe eignen sich viele verschiedene Wünsche:

- Wohin würde ich gerne reisen?
- Wo wäre ich jetzt am liebsten?
- Was täte ich, wenn ich im Lotto gewinnen würde?
- Was würde ich mir nehmen, wenn ich gratis etwas aus meiner Lieblingsboutique mitnehmen dürfte?
- Was würde ich gern in einer Flaschenpost oder in einer Schatzkiste finden?
- Was möchte ich am liebsten von meiner Familie erben?

Anleitung

Nicht immer weiß unser Tagesbewusstsein, was wir in unserem Herzen wirklich wollen. Darum lade ich dich jetzt zu einer Phantasiereise ein, die dich wichtige Wünsche entdecken lassen kann. Vielleicht hast du sie schon geahnt, vielleicht überraschen sie dich...

Mach es dir auf deinem Platz bequem und schließ die Augen. Achte einen Augenblick auf deinen Atem... Bemerke, wie du dich mit jedem Atemzug tiefer und angenehmer entspannst, während du gleichzeitig wach und neugierig wirst... Stell dir vor, dass du durch eine fremde Stadt gehst, mitten in der Nacht. Es regnet und du bist allein. Zum Glück bist du warm angezogen... Schlendere ein wenig durch die Straßen und erkunde die Stadt... Was siehst du?... Wie fühlst du dich in dieser Umgebung?...

Du biegst in eine schmale Seitenstraße ein. Wenn du dieser Straße folgst, kommst du an einen alten, verlassenen Laden... Das Schaufenster ist lange nicht geputzt worden. Es ist staubig und gesprenkelt von den Regentropfen. Du musst schon genauer hinsehen, um erkennen zu können, was in der Auslage liegt... Tritt dichter heran, damit du besser sehen kannst... Vielleicht musst du die Scheibe auch ein wenig sauber reiben, um etwas zu erkennen... Was ist dort liegen geblieben?... Schau dir dieses Objekt genau an...

Du kannst nun einen interessanten Versuch machen: Identifiziere dich mit diesem liegen gelassenen Gegenstand... Wie fühlst du dich?... Warum hat man dich dort liegen lassen?... Wozu bist du da?... (1 Min.)

Sei nun wieder du selbst. Betrachte noch einmal dieses vergessene Objekt. Sag ihm dann Adieu und setze deinen Spaziergang fort... Direkt vor dir liegt nun eine andere schmale Straße. Während du durch diese Straße gehst, siehst du ein anderes Schaufenster, das vollgestellt ist mit einer unglaublichen Menge von Gegenständen, einige neu, einige alt, einige sogar sehr alt. Manches scheint wertloser Trödel, anderes sieht so kostbar aus, dass du es hier nie erwartet hättest...

Und während du alle diese Dinge betrachtest, öffnet ein freundlicher alter Mann die Tür und fordert dich auf einzutreten. Er weist dich darauf hin, das dies kein gewöhnlicher Laden ist. In diesem kleinen Laden kann der Kunde einkaufen, was er will. Jeder, der diesen Laden gefunden hat, darf sich eine Sache mitnehmen und behalten. Er muss sich jedoch für ein Objekt entscheiden. Außerdem gelten zwei weitere Regeln: Dort ist kein Geld zu finden und man soll das, was man von dort mitnimmt, draußen nicht für Geld verkaufen. Wenn man sich an diese beiden Regeln hält, darf man sich nehmen, was das Herz begehrt.

Sieh dich nun in dem Geschäft um und stöbere in den vielen Nischen und Nebenräumen... (1 Min.)

Allmählich wird es Zeit, dass du entscheidest, was du mitnehmen möchtest... Lass dir etwas Zeit, das Objekt deiner Wahl besser kennenzulernen... Berühre es... Rieche daran... Spüre, was du dabei empfindest, wenn du dem Gegenstand deiner Wahl ganz nahe bist...

Und während du dich schon darauf einstellst, den Laden wieder zu verlassen, kommt der Eigentümer und spricht dich an. Wie verabredet, darfst du das Objekt deiner Wünsche als Geschenk mitnehmen. Aber du musst dich revanchieren und musst dem alten Mann etwas schenken, was dir gehört... Das kann etwas Beliebiges sein, was dir gehört, und du musst es im Augenblick noch nicht einmal bei dir haben. Es kann materiell sein, es kann immateriell sein, das spielt keine Rolle... Was willst du dem alten Mann schenken?...

Sag nun dem alten Mann, was du ihm schenken willst, und danke ihm dann für seine Freundlichkeit... Wenn du Adieu gesagt hast, kehre zurück auf die Straße... Verabschiede dich auch von der fremden Stadt und komm mit deiner Aufmerksamkeit hierher in diesen Raum zurück.

Beschäftige dich nun noch eine Weile mit deinem Geschenk... Identifiziere dich mit diesem Objekt... Wie alt bist du und wozu bist du da?... Was für ein Leben hast du geführt?... Was ist deine Funktion?... Wozu bist du zu gebrauchen?... Finde möglichst viel heraus über deine Existenz als dieses Objekt... (1 Min.)

Sei jetzt wieder du selbst und bewahre alles, was du auf diesem Ausflug erlebt hast, in deinem Gedächtnis.

Reck und streck dich ein wenig, atme einmal tief aus und öffne dann in deinem Rhythmus die Augen. Sei wieder hier, erfrischt und wach.

Nach ein paar Minuten kannst du dir ein Blatt Papier und Ölkreiden holen und dich noch intensiver mit deinen Erlebnissen beschäftigen. Male alles, was dir wichtig ist, und was du tiefer begreifen möchtest. Du kannst realistisch malen, du kannst Symbole verwenden oder dich abstrakt ausdrücken, wie es dir passend erscheint. Verwende Farben, die zu deinen Gefühlen passen... (30 Min.)

Inspirierende Person

Wer sich selbst mehr Originalität und Ideenreichtum in seinem Leben wünscht, der findet in dieser Imagination und der damit verbundenen Gestaltungsaufgabe einen wirksamen Bundesgenossen.

Anleitung

Mach es dir bequem und schließ die Augen. Atme drei Mal tief aus und spüre mit jedem Atemzug mehr Behaglichkeit, Frische und Lebenskraft. Vielleicht möchtest du auch eine Weile auf deinen Herzschlag hören, während du das Gefühl hast, dass du dich öffnest: dein Becken, deinen Brustraum, dein Herz, deinen Geist...

Erlaube auch deinen Händen, sich zu entspannen und gib deinen Augen die Erlaubnis, sich in kreativer Dunkelheit zu erholen... (2 Min.)

Und wenn du dazu bereit bist, dann geh mit deiner Aufmerksamkeit zu dir nach Hause, an einen Platz, der nur dir gehört. Wenn du willst, kannst du dir diesen Platz in der Phantasie auch irgendwo anders suchen: in der Natur oder an einem imaginären Ort... Mach es dir dort bequem, im Sitzen, Liegen oder beim kontemplativen Umhergehen.

Wenn du Lust dazu hast, dann geh mit deiner Aufmerksamkeit noch tiefer nach innen, mitten in dein Herz. Von dort aus kannst du nun jene Person einladen, die in dir lebt und die es dir ermöglicht, kreativ zu sein... Lass diese kreative Person langsam oder schnell in dir aufsteigen. Jene Person, an der dir immer schon viel lag. Vielleicht ist es ein Maler, ein Schriftsteller, ein Illustrator, ein Tänzer, ein Musiker, ein Träumer, ein Wissenschaftler, ein Ingenieur... Sei offen und halte dich mit Urteilen oder Fragen zurück...

Vielleicht kommt diese kreative Person aus weiter Ferne oder aus tiefer Vergangenheit. Vielleicht war sie seit langen Jahren versteckt... vielleicht seit deiner Kinderzeit. Rechne mit der Möglichkeit, dass du aus den Anfängen deines Lebens frische Energie erhalten kannst...

Begrüße diese innere Person. Es spielt keine Rolle, wie sie sich zu erkennen gibt. Jetzt kannst du mit ihr sprechen, ihr danken, dass sie gekommen ist, ihr Fragen stellen. Du kannst dieser Person auch dabei zusehen, wenn sie dir zeigt, wozu sie in der Lage ist. Beobachte sie bei ihrem kreativen Werk und lass dich inspirieren... (1 Min.)

Gestatte dir nun, mit dieser kreativen Person zu verschmelzen... Lass eure Körper verschmelzen... Lass ihre Hände deine Hände werden, denn diese Person gehört zu dir... Lass ihre Aktivität mit deiner Aktivität zusammenfließen und gestatte dir, neue Seiten an dir zu entdecken... Gib dir die Erlaubnis zu malen, Musik zu machen, zu tanzen, zu forschen... Begrüße den Künstler, den Artisten, den Erfinder in dir... (1 Min.)

Komm nun mit deiner Aufmerksamkeit wieder zu dir selbst. Während du Arme und Beine bewegst, erinnere dich bitte daran, was deine innere kreative Person getan hat... Wenn du deine Augen öffnest und dich im Raum umschaust, dann betrachte die Welt aus den Augen dieser kreativen Person. Sag zu dir selbst: Ich kann es!... Ich bin ein kreativer Mensch!... Ich kann lernen und ausprobieren!... Ich bin bereit, viel zu üben, weil ich darauf vertraue, etwas zu können, was ich schon immer wollte...

Sei jetzt mit deiner Aufmerksamkeit wieder vollständig hier in diesem Raum, bereichert durch die Erinnerung an diese Vorstellung. Nach ein paar Minuten kannst du dir ein Blatt Papier holen und ein Bild zu deinen Erlebnissen malen. Vielleicht möchtest du dein Arbeits-Ich im Gespräch mit deinem kreativen Ich zeigen... Vielleicht willst du darstellen, wie du in einer kreativen Aktivität aufgehst... (30 Min.)

3 | Familie

Was ich über die Familie denke

Das Experiment gibt uns die Möglichkeit, verborgene Einstellungen und Gefühle zum Thema Familie zu erkennen.

Anleitung

Nimm dir ein Blatt Zeichenpapier und eine Schachtel mit Ölkreiden...

Und nun schließ bitte die Augen, atme drei Mal tief aus, damit du dich entspannen und frisch konzentrieren kannst...

Öffne jetzt deine Augen wieder, wähle eine Farbe aus und beginne dein ganz persönliches Konzept von Familie zu zeichnen. Es ist nicht nötig, dass du dir einen Plan machst oder bewusst irgendein Symbol auswählst... Fang einfach an zu zeichnen... Mancher hat dabei vielleicht eine kleine Unsicherheit... In diesem Fall kannst du die Ölkreide in deine nicht dominante Hand nehmen, um auf diese Weise langsam und anders als gewohnt zu arbeiten... Wenn du das Bedürfnis hast, kannst du dein Bild mit einigen Worten ergänzen... (5 Min.)

Wenn du mit dieser Skizze fertig bist, dann nimm bitte ein zweites Blatt Papier und vielleicht auch eine neue Farbe. Beginne jetzt die Gefühle zu malen, die sich einstellen, wenn du über deine Assoziationen zur Familie meditierst. Mach das bitte auch wieder ganz spontan, ohne zu planen oder darüber nachzudenken, warum du gerade so malst... (5 Min.)

Wenn du mit diesem zweiten Bild fertig bist, dann kannst du deine beiden Bilder betrachten und einfach abwarten, welche Gedanken dir dazu kommen.

Die Wohnung meiner Familie

Die Wohnungen, in denen wir als Kind gelebt haben, behalten in der Erinnerung eine magische Qualität. Damals waren unsere Gefühle intensiv und für die meisten von uns war die Kindheitsfamilie trotz aller Unzulänglichkeiten ein wichtiges Refugium, wo man alles lernen konnte, was man für das Leben braucht. Und je größer der zeitliche Abstand wird, desto positiver ist meist die Erinnerung an das Familiendomizil getönt.

Hier fordern wir die Teilnehmer auf, einen Grundriss dieser Wohnung zu zeichnen und zu illustrieren. Dabei werden unweigerlich viele Erinnerungen geweckt, die bei den anschließenden Malexperimenten ausgedrückt werden können.

Anleitung

Nimm dir ein Blatt Papier und eine Schachtel mit Ölkreiden. Zeichne den Grundriss jener Wohnung, in der deine Kindheitsfamilie einst gelebt hat. Du brauchst nicht wie ein Architekt zu zeichnen, und es spielt keine Rolle, ob die Proportionen der Räume stimmen... Entscheide dich für eine Wohnung, in der du gelebt hast, bevor du zehn Jahre alt wurdest. Stell dir dabei vor, dass du von oben auf die Wohnung blickst... Deute bitte an, wo die wichtigsten Möbelstücke standen und denke auch an Fenster und Türen. Zeichne in deine Skizze wichtige Dinge aus der unmittelbaren Umgebung des Hauses ein: Kletterbäume, Gartenhäuser usw. Und wenn du in einem Haus mit mehreren Stockwerken aufgewachsen bist, dann zeichne die einzelnen Ebenen separat.

Während du zeichnest, wird dir manches besondere Geschehnis plötzlich wieder einfallen. Weise in deiner Skizze auf solche Ereignisse hin... Vielleicht sind einzelne Räume mit schmerzhaften Erinnerungen verbunden. Wenn du es vorziehst, kannst du diese Räume in deinem Bild aussparen. Lass dir für deine Darstellung zwanzig Minuten Zeit... (20 Min.)

Sarabande

Sarabande heißt der letzte Film des schwedischen Regisseurs Ingmar Bergman. Zu Beginn sieht der Zuschauer, wie die Heldin alte Fotos betrachtet, die auf einem großen Tisch ausgebreitet sind. Diese Szene hat mich zu dem folgenden Malexperiment inspiriert.

Anleitung

Mach es dir auf deinem Stuhl bequem und schließ die Augen. Atme drei Mal tief aus. Stell dir vor, dass dir sanfte, magische Hände Nacken und Schultern massieren... Du kannst dich immer besser entspannen... Du spürst, dass dir eine große Last von den Schultern genommen wird... Und du kannst es dir noch bequemer machen, wenn du beim Ausatmen ein paar Mal tief seufzt. So fühlst du dich frei und erfrischt für die nächste Imagination...

Stell dir vor, dass du an einem großen Tisch sitzt, der mit alten Fotos aus deiner Kindheit und vielleicht aus den jungen Jahren deiner Eltern und Großeltern bedeckt ist. Schau dir diese Fotos genau an und lass dich überraschen, welche Menschen dir darauf begegnen... (1 Min.)

Während du diese Schätze betrachtest, stellst du fest, dass ein Foto von deiner Kindheitsfamilie deine Aufmerksamkeit besonders fesselt... Vielleicht ist dieses Bild schon etwas zerkratzt... Vielleicht ist eine Ecke abgeknickt, als es aus einem Fotoalbum herausgelöst wurde. Schau dir gut an, wer darauf abgebildet ist und in welcher Beziehung die Personen zueinander stehen. Welche Atmosphäre wurde damals in diesem Foto eingefangen?... Welche Empfindungen hast du, wenn du dieses Bild anschaust?...

Betrachte dieses Foto als ein Geschenk des Schicksals und bewahre es gut im Gedächtnis auf. Und wenn du gleich mit deiner Aufmerksamkeit hierher zurückkehrst, sollst du dieses Foto malen und dabei weiter erforschen. Atme nun einmal tief aus und öffne in deinem eigenen Rhythmus die Augen... (15 Min.)

Familienessen

Die Zubereitung des Essens und die Mahlzeiten selbst spielen im Familienleben eine wichtige Rolle. In vielen Familien ist das Abendessen die einzige Gelgenheit, bei der die ganze Familie zusammen ist.

Doch das Essen bedeutet noch mehr als Gemeinsamkeit. Manche Speisen symbolisieren die Identität einer Familie, weil alle davon überzeugt sind, dass es z.B. diese Kekse nur in ihrer Familie in dieser Qualität gibt.

Anleitung

Mach es dir bequem und schließ die Augen. Gib deinem Körper die Erlaubnis, sich zu entspannen und konzentriere deine Aufmerksamkeit auf deinen Atem. Bemerke einfach, dass du atmest und was für ein phantastisches Gefühl das ist...

Stell dir vor, dass du in deiner Kindheit am Tisch sitzt... Auf dem Tisch stehen Schüsseln und Teller mit deinen Lieblingsspeisen. Alles, was du als Kind gern mochtest, wartet jetzt darauf, von dir probiert zu werden. Bemerke auch den besonderen Duft der verschiedenen Speisen... Und vielleicht stellst du fest, dass die Vorstellung genügt, um dir das Wasser im Mund zusammenlaufen zu lassen...

Probiere von den einzelnen Speisen... Den Nachtisch spar dir für später auf... Lass dir Zeit beim Probieren und lass alles genau so schmecken, wie du es dir immer gewünscht hast. Und jedes Mal, wenn du den ersten Bissen zu dir nimmst, sollst du dich daran erinnern, bei welchen Gelegenheiten es diese Speise typischerweise gab... Wer hat gemeinsam mit dir gegessen?... Wer hat dieses Gericht zubereitet?... Welche Gefühle hattest du damals für den Koch oder die Köchin?... Welches ist deine allerschönste Erinnerung an ein Essen oder an eine spezielle Speise deiner Kindheit?

Kannst du dich an eine Situation erinnern, wo du aus irgendwelchen Gründen nichts essen konntest, obgleich du sehr hungrig warst?...

Erinnere dich auch an die Atmosphäre in deinem Elternhaus während der gemeinsamen Mahlzeiten... Was wurde dabei gesprochen?... Konntet ihr das gemeinsame Mahl genießen?... Lass dir noch eine Minute Zeit, um an die Mahlzeiten in deinem Elternhaus zurückzudenken...

Komm nun mit deiner Aufmerksamkeit hierher zurück. Bewege Hände und Füße und atme einmal tief aus. Öffne in deinem eigenen Rhythmus die Augen und sei wieder hier, erfrischt und wach.

Lass die Erinnerung an die Mahlzeiten deiner Kindheit in ein Bild einfließen. Nimm dir dafür zwanzig Minuten Zeit... (20 Min.)

Picknick der Tiere

«Picknick der Tiere» gestattet es uns, die Mitglieder unserer Familie und ihre Verstrickungen aus einer gewissen liebevollen Distanz zu betrachten. Das Bild kann unsere Kindheitsfamilie zeigen, unsere aktuelle Familie, eine Familie, der wir nicht mehr angehören, oder eine erhoffte, zukünftige Familie.

Anleitung

Stell dir vor, dass du mit deiner Familie einen Ausflug aufs Land machst. Vielleicht seid ihr auf einer Urlaubsreise oder auf einem Wochenendausflug.

Gemeinsam veranstaltet die Familie ein Picknick. Für alle gibt es etwas zu essen und zu trinken. Doch es handelt sich nicht um ein gewöhnliches Picknick. Stell dir vor, dass sich jedes Familienmitglied und auch du selbst in ein Tier verwandelt. Diese Tiere können sich wie im Märchen manierlich benehmen. Sie haben Beziehungen zueinander und sprechen miteinander. Achte darauf, wie sich jedes Tier bei diesem Picknick verhält, und male ein Bild von der Situation... (20 Min.)

Weisheit

Familien sind immer auch ein Sammelbecken von Erfahrungen und Überzeugungen. Die Generationen lernen voneinander und auch wenn viele Lektionen nicht geplant sind, erweisen sie sich dennoch oft als wirksam und nachhaltig. Nicht alles, was in den Familien gelehrt wird, ist nützlich und zukunftsfähig, und die Kunst der jüngeren Generation besteht darin, die Spreu vom Weizen zu trennen.

Bei diesem Malexperiment begegnen wir einem Familienmitglied, das über ein hohes Maß an Weisheit verfügt. Wir versuchen, von dieser Person Unterstützung zu bekommen bei der schwierigen Frage nach dem Sinn unseres Lebens. Es gibt viele verschiedene Methoden, um einer Antwort auf diese Frage näherzukommen. Diese Phantasiereise ist eine besonders reizvolle Möglichkeit.

Anleitung

Mach es dir auf deinem Platz bequem und schließ die Augen. Atme einmal tief aus und lass dich von jedem neuen Atemzug weiter entspannen... (1 Min.)

Die Phantasiereise, zu der ich dich jetzt einlade, kann dir helfen, eine Antwort auf Fragen zu finden, die dich vielleicht immer schon beschäftigt haben... eine Antwort, die dir helfen kann, ein erfülltes und glückliches Leben zu führen...

Stell dir vor, du bist auf einer ausgedehnten Wanderung...

Vielleicht wanderst du durch eine Stadt... oder du wanderst durch ein kleines Dorf... oder du bist in den Bergen unterwegs... oder du folgst einem Fluss... oder du gehst am Meer entlang... Du kannst die Umgebung völlig frei wählen... Du fühlst dich sicher und optimistisch... Du genießt es, dass du so durch die Welt wandern darfst...

Nun kommst du an irgendein Gebäude... Vielleicht ist es ein kleines Haus... vielleicht eine größere Villa... vielleicht ein Haus auf dem Lande oder ein modernes Haus in der Stadt.

Bleib einen Augenblick stehen und betrachte das Gebäude. Bemerke die Größe und den Baustil... Wirf einen Blick auf die Umgebung... Ist das Haus von Gebäuden umgeben oder von freien Flächen? Geh näher heran, bis du vor dem Eingang stehst. Klopf an die Tür, läute eine Glocke, oder kündige auf eine andere Weise deine Ankunft an.

Du erhältst ein Signal, dass du eintreten darfst, öffnest die Tür und gehst hinein... Du fühlst dich sicher, neugierig und erwartungsvoll. Du hast die Empfindung, dass dich eine Situationen erwartet, an die du dich noch lange erinnern wirst und die viel zu schnell vorbeigehen wird.

Du gehst durch die Räume im Erdgeschoss. Sieh dir die Möbel, Lampen, Bilder und Dekorationsgegenstände an… (1 Min.)

Und nun geh eine Treppe höher und wirf einen Blick in die Zimmer…

Du hast jetzt immer deutlicher das Gefühl, dass du deinem Ziel näherkommst. Du bemerkst einen violetten Vorhang. Zieh den Vorhang zur Seite und öffne die dahinterliegende Tür. Vor dir siehst du eine Treppe, die lange Zeit nicht begangen wurde. Die Stufen sind von Staub bedeckt…

Stufe um Stufe steigst du jetzt nach oben, bis du wieder vor einer Tür stehst, die dir das Gefühl gibt: Ja, hier muss es sein! Und nachdem du diese Tür geöffnet hast, stehst du in einem Raum voller Bücher, in dem es überraschend hell ist. Dann bemerkst du, dass am Ende des Raumes eine sehr alte Person sitzt, die dich mit den Worten begrüßt: «Ich habe dich schon erwartet.»

Du spürst neben aller Fremdheit auch etwas Vertrautes. Deine Intuition sagt dir, dass diese Person die Weisheit und das Wissen hat, um alle deine Fragen zu beantworten.

Du stellst eine Frage, die dich schon länger beschäftigt hat, und die du bisher nicht zu stellen gewagt hast: Wozu wurde ich geboren?

Konzentriert wartest du auf die Antwort der weisen, alten Person. Vielleicht antwortet sie mit Worten… vielleicht mit einem Blick…. vielleicht mit einer Bewegung… vielleicht mit einer Berührung. Und wenn du willst, kannst du weitere Fragen stellen und eine Antwort darauf empfangen… (1 Min.)

Danke jetzt diesem Menschen und verabschiede dich. Geh all die Stufen wieder hinab und verlasse das Haus. Bewahre es in deinem Gedächtnis auf, damit zu zurückkehren kannst, wenn du es möchtest.

Reck und streck dich nun ein wenig und atme einmal tief aus. Öffne in deinem eigenen Rhythmus die Augen und gönn dir eine kleine Pause.

Bring gleich zu Papier, was dir bei dieser Begegnung besonders wichtig schien: vielleicht einen Moment, eine Stimmung, einen besonderen Gegenstand… (20 Min.)

Unser Erbe

Von unseren Familien erben wir zunächst einmal unsere genetische Ausstattung: unseren Körperbau, unser Temperament, bestimmte angeborene Talente. Aber auch unsere Lebensenergie und unsere Widerstandskraft gegen Krankheiten werden in einem großen Umfang biologisch weitergegeben.

Auch psychologisch gesehen erben wir viele wichtige Dinge: Oft übernehmen wir Werte der Familie, Lebensaufgaben, Charakterstärken oder Schwächen, spirituelle Neigungen und Aspekte der Lebensphilosophie. Dazu kommt in vielen Familien ein materielles Vermögen, das manchmal Konflikte unter den Erben provoziert. Ein gelassener Umgang mit allen Aspekten des Erbes fällt uns oft nicht leicht. Dieses Malexperiment kann dazu beitragen.

Anleitung

Nimm dir bitte ein Blatt Papier und knicke es so, dass vier Rechtecke entstehen. Dann gib jedem Rechteck eine eigene Überschrift:

- Was ich geerbt habe
- Was ich gern geerbt hätte
- Was ich an meinem Erbe am wenigsten schätze
- Was ich meinen Kindern gern vererben möchte

Beantworte die vier Fragen durch ein passendes Bild. Arbeite zügig. Lass dir für jede Skizze fünf Minuten Zeit… (20 Min.)

Variation

- Male zwei Bilder. Jedes Bild soll die Stärken und Schwächen zeigen, die du von deinem Vater und von deiner Mutter geerbt hast.
- Male drei Bilder, die deine Familie zeigen, wie sie war, wie sie ist, wie du sie dir wünschen würdest.

Wahlverwandtschaft

Wir haben eine gewisse Neigung, wichtige Beziehungen nach dem Muster der Beziehungen in unserer Kindheitsfamilie einzugehen und zu gestalten. Oft erweist sich diese Methode als praktisch. Damit uns diese Muster nicht allzu sehr einengen, ist es jedoch notwendig, dass wir unsere Übertragungen bewusst erkennen. Das folgende Malexperiment kann uns dafür sensibilisieren.

Anleitung

Stell dir vor, dass du dir aus dieser Gruppe eine Wunschfamilie zusammenstellen darfst. Diese Familie soll aus dir selbst und aus vier weiteren Personen bestehen: aus Vater, Mutter und zwei Geschwistern. Wen aus dieser Gruppe würdest du am liebsten als Vater und als Mutter haben? Wen als Bruder oder Schwester? Die Reihenfolge der Geschwister und die Geschlechtszugehörigkeit kannst du selbst festlegen.

Wenn du weißt, wer zu deiner Wunschfamilie gehören soll, male bitte ein Bild, das diese fünf Personen zeigt. Du hast dafür zwanzig Minuten. Lass dir dann noch einmal fünf Minuten Zeit, um einen originellen Namen für deine Wunschfamilie zu erfinden... (25 Min.)

Familiensymbol

Es genügt nicht, wenn wir uns mit unserer Familie intellektuell auseinandersetzen. Wir müssen auch unsere Intuition und unser Unbewusstes mobilisieren, wenn wir unsere Angehörigen aus einer neuen Perspektive betrachten wollen. Viele von uns sehen ihre Familien überkritisch und legen zu viel Gewicht auf deren Defizite und Schwächen. Eine solche Perspektive ruft unweigerlich negative Gefühle hervor und kostet uns deshalb viel Energie. Die praktische Frage lautet daher: Wie kann ich die positiven Aspekte meiner Familie in den Blick bekommen und dafür dankbar sein, ohne Schattenseiten und giftige Ereignisse zu verdrängen?

Dieses Malexperiment ist hervorragend geeignet, wenn wir eine ausbalancierte Haltung der Familie gegenüber anstreben.

Anleitung

Nimm dir drei Bögen Papier, denn du sollst gleich drei Bilder malen. Lass dir eine Weile die drei Familien durch den Kopf gehen, mit denen du es in deinem Leben zu tun hast:

- deine Kindheitsfamilie,
- deine aktuelle Familie,
- die Familie, die du dir als Ideal vorstellst.

Jedes Blatt soll alle Mitglieder der jeweiligen Familie zeigen. Lass dir für die Arbeit an jedem Bild zehn Minuten Zeit... (30 Min.)

Finde zum Abschluss für jede Familie ein passendes Symbol.

Das Besondere

Hier veranlassen wir die Teilnehmer, sich auf ungewohnte Weise mit ihrer Kindheitsfamilie auseinanderzusetzen. Wir regen sie an, genau hinzusehen, und die eigenen Vorurteile und Stereotype für eine Weile zu vergessen. Sie sollen den Versuch machen, bei jedem Familienmitglied das Besondere zu entdecken, das diese Person einzigartig und unvergesslich macht. Wenn wir an anderen das Besondere erkennen, so fördert das den gegenseitigen Respekt.

Anleitung

Stell deine Kindheitsfamilie (Kinder, Eltern, Großeltern) in der Form eines Diagramms dar.

Du selbst sollst der Mittelpunkt sein. Ordne die anderen Familienmitglieder um dich herum an und berücksichtige dabei, wie nah oder fern dir die Einzelnen stehen bzw. standen.

Gib jeder Person eine passende Farbe und finde für jeden eine geometrische Form (eine Fläche, die durch eine Linie begrenzt wird, die zum Ausgangspunkt zurückkehrt, ohne sich zu kreuzen).

Wenn du das Diagramm fertiggestellt hast, kannst du mit der Verfeinerung des Bildes beginnen. Überlege dir bei jeder Person, was ihre Besonderheit ausmacht:

- aus der Sicht der Person selbst,
- aus der Sicht der Familie,
- aus deiner Sicht.

Schreibe zu jeder geometrischen Figur die passenden Stichworte auf.

Verluste

Hier laden wir die Gruppe zu einem einfachen Ritual ein, in dem wir uns an die Toten unserer Familie erinnern. Dadurch stärken wir gleichzeitig unser emotionales Fundament.

Anleitung

Die meisten von uns kümmern sich zu wenig um ihre toten Familienmitglieder. Doch die vergessenen Toten beeinflussen uns viel stärker, als uns dies bewusst ist, über viele Generationen hinweg.

Wir wollen heute unseren Toten besondere Aufmerksamkeit schenken und dazu folgendermaßen vorgehen:

Wähle für einen deiner Toten ein Tier aus, das dem Wesen dieses Menschen gerecht wird. Male ein großes Bild dieses Tieres auf ein Blatt im Format DIN A4 und schneide es aus… (30 Min.)

Anschließend werden wir ein kleines Ritual veranstalten: Die Gruppe sitzt im Stuhlkreis um einen Tisch herum, auf dem eine Kerze brennt. Nacheinander stellt jeder seinen Toten vor und skizziert kurz, weshalb er dieses besondere Tier für sie oder ihn als Symbol ausgewählt hat. Außerdem soll gewürdigt werden, was dieser Mensch an Positivem bewirkt hat. Jedes Tier, das vorgestellt wurde, bekommt einen Platz auf dem Tisch.

(Am Ende nimmt jeder sein symbolisches Tier mit nach Hause.)

Unerledigtes

Nicht ausgesprochene Dinge in der Beziehung zwischen Eltern und Kindern können uns stark belasten. Diese Beziehung ist so wichtig, dass sie auch über den Tod der Eltern hinaus unser Leben prägen kann. Zum Glück ist der menschliche Geist so vielseitig, dass wir den Dialog mit unseren Eltern auch führen können, wenn diese weit entfernt leben oder bereits gestorben sind. Wir können uns mit ihnen über all das unterhalten, was uns auf der Seele liegt, können ihnen Dankbarkeit, Beschwerden, Neugier, Scham oder die Bereitschaft zu vergeben ausdrücken.

Wir beginnen mit einer geleiteten Imagination, wobei wir versuchen, die Beziehung vor allem über das Gefühl herzustellen. Beim anschließenden Malprozess knüpfen wir daran an.

Anleitung

Mach es dir auf deinem Platz bequem und schließ die Augen. Atme einmal tief aus und richte diesmal deine Aufmerksamkeit bitte auf deine Hände. Spüre bitte, wie sich die Hände anfühlen: die Handknochen, die Haut, die Fingernägel. Spüre auch, wie sich die empfindlichen Fingerkuppen anfühlen. Achte auf die Temperatur deiner Finger, deiner Handflächen und Handrücken... (1 Min.)

Bemerke auch, ob deine Hände im Augenblick irgendetwas berühren, vielleicht deine Oberschenkel, deine Knie oder einen Teil des Stuhles, der dich hält...

Halte nun mit geschlossenen Augen eine Hand vor dich hin und bewege die Finger ein wenig, sodass du auch die vielen kleinen Gelenke spürst, die deiner Hand ihre wunderbare Beweglichkeit und Vielseitigkeit geben...

Hast du im Augenblick das Empfinden, dass die Muskeln in deinen Händen locker und entspannt sind?...

Vielleicht geht es dir so wie vielen anderen, dass sie ihre Hände im Alltag kaum beachten. Das ist schade, denn unsere Hände verbinden uns mit der Welt...

Ich möchte dich nun zu einer kurzen Phantasiereise einladen, die dich an Motive der Kunst heranführt, die sehr alt sind und die vielleicht dazu beigetragen haben, dass sich so etwas wie Malerei überhaupt entwickeln konnte. Eine Wurzel der Kunst liegt in der Fähigkeit unseres Gehirns, uns vorzustellen, was in anderen Lebewesen vorgeht, in Menschen, in Tieren und Pflanzen.

Stell dir bitte ein Haus vor, wie du es dir schon immer gewünscht hast. Es soll so viele Räume haben, wie du möchtest, möbliert und dekoriert, wie es deinem Geschmack entspricht...

In diesem Gebäude gibt es einen Raum, der einen eigenen Eingang hat. Dies ist dein ganz persönlicher Raum, den niemand ohne deine Einladung betreten darf. Es gibt dort ein paar Bücherregale mit Fotoalben, Notizbüchern, Tagebüchern, altmodischen Schmalfilmen, Dias und elektronischen Speichermedien. Sie alle dokumentieren Aspekte deiner Familiengeschichte und deines Lebens. Dort stehen auch zwei bequeme Stühle. Hier kannst du dich mit Menschen unterhalten, an denen dir liegt. Und weil dieser Raum dir gehört, können Gäste hier nur sprechen, wenn sie dazu aufgefordert werden. Sonst sind sie gehalten, aufmerksam zuzuhören.

Stell dir nun vor, dass du auf einem der beiden Stühle sitzt und gespannt bist, wer heute zu einem Gespräch erscheinen wird. Du hörst ein Klopfen an der Tür, ein Klingeln oder irgendein anderes Signal und du erhebst dich, um die Tür zu öffnen...

Du öffnest die Tür und – vielleicht hast du es schon geahnt – vor dir steht deine Mutter. Vielleicht lebt deine Mutter noch, vielleicht ist sie auch schon gestorben, das spielt keine Rolle. Gib ihr ein Alter, das dir passend erscheint. Lade sie ein, hereinzukommen und Platz zu nehmen... Nimm selbst auf dem Stuhl ihr gegenüber Platz oder, wenn dir das lieber ist, mehr an ihrer Seite. Lass dir einen Augenblick Zeit, deiner Mutter in die Augen zu schauen. Bemerke all die Dinge in ihrem Gesicht, die dir vertraut sind... Doch vielleicht kannst du heute noch etwas Besonderes an ihr entdecken... Vergiss für einen Augenblick all das, was du üblicherweise denkst, wenn du deiner Mutter begegnest, in der Phantasie oder in der Realität...

Du hast nun die Gelegenheit, deiner Mutter das zu sagen, wozu du bisher keine Gelegenheit hattest. Was soll deine Mutter von dir erfahren?... Was soll sie von dir, deinem Leben und deinen Gefühlen wissen?...

Bemerke, dass deine Mutter dir aufmerksam zuhört. Sie nimmt jedes Wort auf, ohne Antwort, ohne Frage und ohne Kommentar...

Dies ist dein Raum und jeder Gast muss hier aufmerksam deinen Worten folgen...

Wenn du gesagt hast, was du im Augenblick mitteilen möchtest, dann danke deiner Mutter fürs Zuhören und lade sie ein, jetzt über die Dinge zu sprechen, die ihr wichtig sind...

Du selbst hörst deiner Mutter aufmerksam zu, ohne Urteil, neugierig und objektiv. Du verstehst, dass dies eine wertvolle Gelegenheit ist, bei der du erfahren kannst, wie deine Mutter das Leben, die Familie und auch dich aus ihrer Perspektive erlebt hat. Vielleicht hörst du diese Dinge zum ersten Mal…

Du kannst auch die Initiative ergreifen, wenn du möchtest, dass deine Mutter ein Thema vertiefen oder etwas erzählen soll, was dich schon immer interessiert hat. Stell dir vor, dass deine Mutter dir antwortet… Du beobachtest ihre Mimik und die Gesten, mit denen sie ihre Worte begleitet… (2 Min.)

Danke nun deiner Mutter, dass sie zu dir gekommen ist und mit dir gesprochen hat. Vielleicht hast du den Wunsch, dieses Gespräch später fortzusetzen. Sag deiner Mutter Adieu und komm mit deiner Aufmerksamkeit hierher in diesen Raum zurück. Reck und streck dich ein wenig, atme einmal tief aus und öffne deine Augen.

Lass dir jetzt ein paar Minuten Zeit, um dich zu erholen und deinen Körper zu spüren. Du sollst gleich zu Papier bringen, was Dir von der Begegnung mit deiner Mutter besonders eindringlich in Erinnerung geblieben ist. Du kannst z. B. versuchen, deine Gefühle durch Farben auszudrücken; du kannst ein Geschenk skizzieren, das du deiner Mutter jetzt gern machen möchtest o. Ä. Akzeptiere all das, was du noch immer nicht über deine Mutter weißt. Es soll dich nicht daran hindern, ihr mit liebevoller Freundlichkeit und Dankbarkeit zu begegnen… (20 Min.)

Positive Erlebnisse

Wir laden die Teilnehmer dazu ein, in die Zeit zurückzukehren, die sie in ihrer Kindheitsfamilie verbracht haben. Dabei können sie sich an Situationen erinnern, die sie als Kind oder als Jugendlicher genossen haben. Sie sollen eine dieser Situationen auswählen und die positive Erinnerung durch ein farbiges Bild verstärken.

Anleitung

Du kannst viel für dein Wohlbefinden tun, wenn du dich in Abständen an die schönen Erlebnisse erinnerst, die du in deiner Kindheit genossen hast. Mach es dir auf deinem Platz bequem und schließ die Augen. Ich werde dich zu einem Streifzug durch die Gärten deiner Erinnerung einladen. Vielleicht tauchen schon jetzt einige Erinnerungsbilder vor dir auf... Vielleicht dauert es ein wenig, bis sich die ersten Bilder zeigen...

Kannst du dich daran erinnern, wie du mit deiner Kindheitsfamilie eine schöne Ferienreise oder einen besonders schönen Ausflug unternommen hast?... Wer war alles dabei?... Wohin ging diese Reise?... Was hast du dabei besonders genossen?...

Welche Geburtstagsfeier oder welches Familienfest ist dir besonders lebhaft in Erinnerung?... Um welche Feier handelte es sich und was war daran so denkwürdig?...

Lass dir irgendein Ereignis einfallen, das eine bittersüße Spur in deinem Gedächtnis hinterlassen hat. Vielleicht der Augenblick nach einer bestandenen Prüfung... die Ehrung nach einem sportlichen Wettkampf... oder ein zärtliches Rendezvous mit einer Urlaubsliebe...

Kannst du dich daran erinnern, wie die Familie gemeinsam zu einer kulturellen Veranstaltung ging: in einen Film, ein Konzert, ins Theater oder Musical.... Woran hat sich deine Familie damals erfreut?....

Vielleicht war deine Familie an Sport interessiert. Fällt dir irgendein sportliches Ereignis ein... ein Tennismatch, ein Fußballspiel, ein Autorennen, das alle Familienmitglieder in Atem hielt?...

Nun lass dir selbst die eine oder andere Situation einfallen, die du damals sehr genossen hast... Wo du dir vielleicht gewünscht hast, dass die Zeit stehen bleibt, weil dein Leben spannend, harmonisch und glücklich war... (3 Min.)

Entscheide dich nun für eines dieser positiven Familienerlebnisse und male alle Beteiligten und natürlich auch dich selbst. Lass dein Bild langsam und liebevoll entstehen... (20 Min.)

Wunder und glückliche Ereignisse

Familien entwickeln sich kraftvoller und friedlicher, wenn ihre Mitglieder ihr Leben und die Herausforderungen des Alltags optimistisch betrachten können.

Eine Möglichkeit, den eigenen Optimismus zu erneuern, besteht darin, dass wir uns an die Wunder und glücklichen Ereignisse erinnern, die es in unserem Familiensystem in den verschiedenen Generationen gegeben hat. In diesem Zusammenhang können wir an die Heilung gefährlicher Krankheiten denken, an die Versöhnung zerstrittener Verwandter oder an sportliche, künstlerische und wissenschaftliche Erfolge einzelner Familienmitglieder, an die Geburt neuer Familienmitglieder oder an Menschen, die ein hohes Alter erreicht haben.

Wir beginnen dieses Kunstexperiment mit einer gründlichen Entspannung, um dann die Aufmerksamkeit der Teilnehmer zurückzulenken auf jene Wunder, die in fast allen Familien vorkommen.

Anleitung

Mach es dir auf deinem Platz bequem. Ich will dir eine Möglichkeit zeigen, wie du dich gründlich entspannen kannst...

Lege eine Hand leicht auf deinen Oberschenkel, sodass die Fingerspitzen gerade eben dein Knie berühren. Stell dir vor, dass ein großer, mit Gas gefüllter Luftballon an deinem Handgelenk befestigt ist. Wenn du willst, kannst du dem Luftballon deine Lieblingsfarbe geben. Spüre, wie Arm und Hand leichter und leichter werden und dass du dich gleichzeitig mehr und mehr entspannen kannst. Wahrscheinlich bemerkst du sogar, dass deine Hand zu schweben anfängt, während du dich auf das Gefühl konzentrierst, dass der Ballon deinen Arm höher und höher emporhebt... Vielleicht schwebt deine Hand wie eine Feder, ohne dass du deinen Willen irgendwie einsetzen musst... (1 Min.)

Stell dir nun vor, dass sich das Band des Ballons löst und dass dieser in der Ferne verschwindet, während du dich immer entspannter fühlst. Der Ballon kann, wenn du das möchtest, auch etwas wegtragen, was du gern loswerden möchtest...

Vielleicht magst du deine Hand noch höher emporschweben lassen, bis die Finger dein Gesicht berühren. Dann darf dein Arm langsam und stetig wieder sein normales Gewicht bekommen, und deine Hand kehrt wieder zurück auf das Bein, von dem sie gestartet ist, während du dich immer tiefer entspannst, körperlich und geistig.

Geh nun weit nach innen in das Reich deiner Erinnerung... Du kannst auf dein eigenes Leben zurückblicken, aber auch auf das Leben deiner Eltern und deiner Großeltern, bis du das Gefühl hast, dass du frei im Buch deiner Familiengeschichte blättern kannst. Suche, während du zurückschaust, nach solchen Ereignissen, die den Menschen deiner Familie vielleicht wie ein kleines Wunder, wie ein außerordentliches Glück, wie ein großes Geschenk des Schicksals vorgekommen sind. Dabei spielt es keine Rolle, ob du nur ein Familienwunder findest oder mehrere, und es ist auch vollkommen okay, wenn nicht alle Familienmitglieder dieses Ereignis mit Staunen betrachtet haben... Wann fanden diese Dinge statt?... Wie kann man sie erklären?... Wer war davon betroffen?... Wie haben sich diese Dinge auf dein eigenes Leben ausgewirkt?... Hat sich deine Einstellung zum Leben dadurch geändert?... Glaubst du heute, dass neue Wunder in deinem Leben möglich sind?... (2 Min.)

Jetzt ist es Zeit, dass du mit deiner Aufmerksamkeit hierher zurückkehrst. Merke dir alles, was für dein Leben wichtig sein kann. Atme einmal tief aus und öffne dann die Augen. Nimm dir ein Blatt Papier und male eines der Bilder, die du gesehen hast... Du kannst dafür jede beliebige Form wählen, realistisch, symbolisch oder abstrakt, wie es dir am besten zu passen scheint... (20 Min.)

Meine Geburt

Die meisten Menschen interessieren sich für die Geschichte ihrer Geburt und lassen sie sich immer wieder erzählen. Ein Teil dieser Berichte wird Bestandteil unserer Erinnerung. Die Geschichte unserer Geburt hilft uns, unsere Stärken, aber auch unsere Unsicherheiten und Empfindlichkeiten besser zu verstehen.

In der Regel sind auch unsere Kinder an der Geburtsgeschichte ihrer Eltern interessiert. Insofern dient diese nicht nur unserer persönlichen Betrachtung, sondern sie hilft auch unseren Kindern, das Leben besser zu verstehen und vielleicht optimistischer zu sehen.

Anleitung

Was weißt du über deine Geburt? Warst du ein Wunschkind oder bist du durch eine Fügung des Schicksals empfangen worden? Wie haben sich deine Eltern auf deine Ankunft eingestellt? Waren sie neugierig, voller Hoffnung und glücklich oder fühlten sie sich eher belastet? Zu welcher Tageszeit bist du geboren worden? Wie verlief die Geburt? Gab es Komplikationen? Bestand zu irgendeiner Zeit Gefahr für das Leben deiner Mutter? Und wo war dein Vater bei deiner Geburt? War er in der Nähe oder sogar dabei? Wer hat deinen Namen ausgesucht? Gab es schon Geschwister? Und wie haben sie sich auf deine Ankunft eingestellt? Wie wurde deine Geburt gefeiert? Wurdest du getauft? Und wenn ja, wer sind deine Taufpaten? Wie war die Reaktion im weiteren Kreis deiner Familie? Haben sich die Familienmitglieder über die Verstärkung gefreut? Waren sie bereit, deine Eltern zu unterstützen und ihre Solidarität unter Beweis zu stellen? Welches ist deine früheste Erinnerung?

Nachdem dir alle diese Dinge durch den Kopf gegangen sind, kannst du deine Intuition einladen, dir ein Bild zu zeigen oder ein Symbol zu schicken, das dir im Zusammenhang mit deiner Geburt einfällt, vielleicht weil es dir hilft, dankbar zu sein, dass du damals das Leben geschenkt bekamst.

Wenn du bereit bist, dann nimm dir ein Blatt Papier und male ein Bild zu deiner Geburt, mit dem du dir als Erwachsener selbst Ehre erweist... (30 Min.)

Das Familienbuch

Eine interessierte und wohlwollende Haltung gegenüber der eigenen Familiengeschichte ist eine gute Voraussetzung, um das Leben genießen zu können. Von Zeit zu Zeit ist der Blick zurück wichtig, damit wir unsere eigene Bedeutung nicht übertreiben und unsere Empfindlichkeit in Grenzen halten.

Wir laden die Teilnehmer dazu ein, in einem imaginären Familienbuch zu blättern und sich davon überraschen zu lassen, was sie entdecken.

Anleitung

Mach es dir bitte auf deinem Platz bequem. Hol jetzt einfach fünf Mal tief Luft und gestatte dir, jedes Mal beim Ausatmen etwas lockerer und bequemer zu sitzen.

Schließ nun die Augen und geh in der Phantasie an irgendeinen Ort, an dem du das Leben genießen konntest, mit allen deinen Sinnen... Vielleicht möchtest du dich daran erinnern, wie es sich anfühlt, wenn du im warmen Sonnenschein auf einer Wiese liegst... nach oben in die Wolken blickst, den Duft von frisch gemähtem Gras und von Wildblumen in der Nase...

Vielleicht möchtest du dich auch an irgendeine Melodie erinnern, die dir hilft, dich entspannt und zufrieden zu fühlen. In diesem Gefühl behaglicher Entspannung kannst du beginnen, in der Phantasie in deinem Familienbuch zu blättern, ganz unabhängig davon, ob in deiner Familie ein solches Buch geführt wurde. Ein Familienbuch hat Platz für alle möglichen Erinnerungsstücke: für Fotografien, für Kinderzeichnungen, für Eintrittskarten in Museen oder Freizeitparks, für Briefe und Reisenotizen. Lass dir Zeit, in deinem Familienbuch so weit zurückzublättern, dass du nicht nur deinen Eltern begegnest, sondern einer bunten Mischung von Vorfahren. Achte darauf, wie sich deine Gefühle dabei verändern... Bemerke Neugier, Stolz, Sehnsucht, Bedauern, Ungeduld und Schmerz...

Nimm dir Zeit, bis du auf eine Erinnerung stößt, die sich in den Vordergrund schiebt und deine Beachtung verlangt. Studiere diese Erinnerung und gestatte deiner Intuition, dieses Ereignis, dieses Thema, diesen Menschen freundlich zu umkreisen... (2 Min.)

Nun kannst du mit deiner Aufmerksamkeit zurückkehren und eines von den Bildern malen, die du in deinem Familienbuch gefunden hast... (20 Min.)

Familienmandala

Wir verwenden hier eine Bildstruktur, die der Familientherapeut Robert C. Burns entwickelt hat. Die Teilnehmer beginnen mit einem Kreis, in dessen Mitte sie die Hauptperson zeichnen, um die es gehen soll. Hier bietet es sich an, dass das Kind (also der Zeichner) zusammen mit beiden Eltern dargestellt wird. Durch diese strenge Form entstehen oft Bilder von besonderer Klarheit. Die Beziehung und die Gefühle füreinander werden deutlich sichtbar.

Als Einführung in das Thema empfiehlt es sich, dass jeder ein paar alte Familienfotos mitbringt. Der Gruppenleiter kann Familienfotos beisteuern von Künstlern, Wissenschaftlern oder Politikern.

Anleitung

Wir wollen uns heute unseren Ursprungsfamilien zuwenden. Zu Beginn rufen wir uns ins Gedächtnis, dass jede Familie einzigartig ist. Auch wenn wir alle denselben Naturgesetzen unterliegen, so sind die Personen und ihr Schicksal doch vollkommen einzigartig. Und jedes Mal, wenn wir zurückschauen, sollen wir das mit Respekt tun, selbst dann, wenn wir hier und da gemischte Gefühle haben.

Diese Arbeitssitzung hat zwei Teile: Im ersten Teil werden wir die mitgebrachten Fotos auslegen und anschauen. Auf diese Weise laden wir unser Unbewusstes ein, uns später mit passenden Erinnerungen zu versorgen. (10-15 Min.)

Im zweiten Teil dieser Sitzung werden wir ein Familienmandala gestalten. Jeder nimmt sich ein Blatt Papier im Format DIN A4 oder DIN A3 und zeichnet einen großen Kreis darauf, der mindesten zwei Ränder des Blattes berührt. Dieser Kreis bildet den Rahmen für unser Bild. Er hilft uns dabei, uns ruhig und objektiv auf die Personen zu konzentrieren, die wir gleich zeichnen werden. In die Mitte des Rahmens sollst du gleich drei Personen zeichnen: dich selbst und deine beiden Eltern. Finde eine Art der Darstellung, die widerspiegelt, wie es dir mit deinen Eltern ging. Darum herum kannst du verschiedene Symbole oder andere Dinge zeichnen, die eure Familiensituation geprägt haben... (20 Min.)

Familiengeheimnisse

Familiengeheimnisse, das sind manchmal Dinge, an denen unser Herz hängt und deren Intimität nicht durch unbefugte Dritte gestört werden soll. Doch zu diesen positiven Geheimnissen gesellt sich vieles, woran sich die Familienmitglieder nur mit Trauer, Scham, Angst oder Schrecken erinnern.

Familiengeheimnisse reizen unsere Neugier. Manches verstehen wir erst, wenn wir sie aufgedeckt haben. Wenn wir über ein gutes Einfühlungsvermögen verfügen, können wir die Geheimnisse unserer Familie auch ohne fremde Hilfe aufdecken. Doch oft folgen wir jener Familientradition, die den Schatten nicht sehen und die Tabus im Dunkeln lassen will. Allerdings – nicht alle Geheimnisse müssen aufgedeckt werden. Auch Familienillusionen haben manchmal ihr Gutes.

Schlagen Sie dieses Experiment erst vor, wenn in der Gruppe eine Atmosphäre des Vertrauens herrscht. Die Teilnehmer sollten entscheiden, ob sie sich dieser Detektivaufgabe zuwenden wollen.

Anleitung

Familiengeheimnisse sollen oft nicht nur Außenstehenden verborgen bleiben, manchmal ist auch innerhalb der Familie selbst der Kreis der Wissenden klein. Die Familie möchte vielleicht die übrigen Verwandten vor Belastungen schützen; sie möchte den Stolz auf die Familie nicht beschädigen und das Andenken einzelner Vorfahren in Ehren halten. Auf die Dauer schaden solche Familiengeheimnisse jedoch mehr, als dass sie nützen, denn sie nähren die Illusion, dass Familien heile Orte sind, von denen man Schicksalsschläge, Tabubrüche oder kriminelles Verhalten fernhalten kann. Auf diese Weise werden die Familienmitglieder um eine wichtige emotionale Aufgabe gebracht. Sie können nicht üben zu vergeben und zu verstehen, um sich zuletzt auch selbst mit größerem Wohlwollen zu begegnen.

Worum geht es bei Familiengeheimnissen vor allem? Hier einige Themen, über die in Familien häufig geschwiegen wird: Gewalt, Tod, Untreue, Missbrauch von Kindern, Verschwendungssucht, die Nazivergangenheit von Eltern oder Großeltern, geschäftliche und private Konkurse, Homosexualität, Prostitution, stigmatisierende Krankheiten wie Aids oder Psychosen, nicht bestandene Prüfungen, uneheliche Kinder, Erbstreitigkeiten, Jobverlust und Arbeitslosigkeit.

Doch daneben gibt es in Familien immer wieder Dinge, über die «man nicht spricht», obgleich sie eigentlich positiv zu bewerten sind: ein Junge, der eine Ballettausbildung anstrebt, ein Erwachsener, der spät seine Liebe zum Klavier entdeckt und Stunden nimmt. Ein Großvater, der sich in seine Pflegerin verliebt usw.

Betrachte dein Leben und denke an all das, was du über deinen Familienclan weißt: Welche Geheimnisse gab es in deiner Familie? Hattest du jemanden, mit dem du über solche Geheimnisse sprechen konntest? Gab es ein besonders schmerzliches Geheimnis? Wie steht es heute mit diesen Geheimnissen? Haben sie immer noch den Charakter eines Tabus? Und welche Geheimnisse hütest du selbst in deinem persönlichen Leben? Was bedeutet es für dich, dass du mit niemandem darüber sprechen kannst? Was würde geschehen, wenn du einen Menschen ins Vertrauen ziehen würdest? Gibt es Geheimnisse, die du mit ins Grab nehmen willst?

Du hast vermutlich an einigen Stellen bemerkt, dass dein Herz schneller geschlagen hat und du dich angespannt hast. Ist dir ein Familiengeheimnis eingefallen, das dich einlädt, es in einem Bild darzustellen? Jedes Geheimnis hat eine gewisse expressive Energie. Es lädt uns ein, zu lernen und Mitgefühl zu entwickeln.

Vielleicht willst du diese Chance ergreifen, um aus einem Geheimnis eine Ressource zu machen. Nimm dir einen Bogen Papier und Ölkreiden und male mit der nicht domimanten Hand… (30 Min.)

Trauer, Trost und Todesfälle

Die Tatsache, dass wir sterben müssen, ist ein Stachel in unserem Bewusstsein. Fast alle Familien haben eine unterentwickelte Trauerkultur. Meist vermeiden wir es, uns mit dem Tod zu beschäftigen, doch diese Politik der Verleugnung hat ihre Tücken. Auch unser Glückserleben wird dann flacher. Die Kunsttherapie bietet uns die Möglichkeit, uns mit Tod und Sterben – auch in Bezug auf uns selbst – in Ruhe zu beschäftigen.

Anleitung

Lass deine Gedanken zurückwandern... und lass sie allmählich auch das Leben der anderen Mitglieder deines Familiensystems erfassen. Der Blick in die Vergangenheit hilft dir, Vitalität für die Zukunft zu entwickeln.

Jede Familie entwickelt einen eigenen Stil im Umgang mit dem Schmerz und der Trauer über den Tod von Familienmitgliedern. Erinnere dich, wer in deiner Familie gestorben ist, als du ein Kind warst. Was hat man dir damals über das Sterben und über den Tod erzählt? Hast du etwas zu der wichtigen Frage erfahren: Was kommt nach dem Tod?

Welche Toten deiner Familie vermisst du besonders stark? Konntest du bei ihrer Trauerfeier dabei sein? Besuchst du ihre Gräber? Auf welche Weise wird das Andenken an die Toten in deiner Familie gepflegt? Haben sie irgendeinen Platz in eurem Leben behalten? Wie lange hast du dir selbst Zeit genommen, um zu trauern? Und welcher Art ist dein Schmerz über diese Verluste? Gibt er dir Kraft oder schwächt er dich? Welche Geschichten werden über die Todesfälle in deiner Familie erzählt? Haben Krankheiten, Unfälle, Gewalttaten, Kriege oder hohes Alter zu diesen Todesfällen geführt?

Denk darüber nach, ob du eine eigene Verbindung zu den Toten deiner Familie etablieren möchtest. Dazu sind mehrere Schritte erforderlich. Einen Schritt kannst du gleich tun, indem du ein Bild in dir aufsteigen lässt, ein Bild, das sich von selbst meldet und das deine Aufmerksamkeit anzieht. Vielleicht siehst du die Gestalt eines deiner Toten vor dir, vielleicht siehst du eine Naturszene oder irgendein Symbol. Warte geduldig ab, was dir deine Erinnerung anbietet.

Nimm dir dann ein Blatt und Ölkreiden und bring dieses Bild zu Papier. Sprich dir selbst Anerkennung dafür aus, dass du dich mit einer solchen Aufgabe auseinandersetzt... (30 Min.)

Wertschätzung

Wir alle freuen uns über Wertschätzung von anderen, die von Herzen kommt. Wenn andere unsere Charakterstärken erkennen, wenn sie unsere Talente und unsere Leistungen bemerken, dann sind wir über ein solches Echo erfreut. Auch wenn wir uns selbst wohlwollend sehen, so brauchen wir doch von Zeit zu Zeit auch die Wertschätzung von außen.

In diesem Malexperiment kombinieren wir eigene und fremde Wertschätzung und erzeugen so eine Atmosphäre des Wohlbehagens. Das anschließende Bild vertieft die gute Stimmung, die Entspannung, das Gefühl der Zufriedenheit.

Anleitung

Mach es dir an deinem Platz bequem und atme drei Mal tief aus. Nimm dir ein Blatt Papier und einen Bleistift oder Kugelschreiber und mach dich bereit zum Diktat, denn ich werde dich gleich auffordern, einer Stimme zuzuhören, die dir einen kurzen Brief diktiert. Wir können offenlassen, wem diese Stimme gehört, doch wir gehen davon aus, dass es sich um jemanden handelt, der dich sehr gut kennt, und der dir diesen Brief aus einer wohlwollenden Objektivität heraus diktiert. Der Brief ist für dich bestimmt, doch die Beobachtungen und Formulierungen kommen aus einer anderen Quelle. In diesem Brief geht es um ein einziges Thema, nämlich darum, dass du Wertschätzung verdienst, dass du tüchtig und liebenswert bist. Der Absender möchte zunächst anonym bleiben. Wir kennen seine Gründe nicht, aber wir respektieren sie.

Lass dir nun fünf Minuten Zeit, um diesen Brief zu schreiben. Schreibe möglichst ohne Unterbrechung und kümmere dich nicht um den gepflegten Ausdruck. Bei dieser Art der Übermittlung gibt es immer wieder Gedankensprünge und ein Ringen um das richtige Wort. Stell dich darauf ein, den Brief nach fünf Minuten zu beenden... (5 Min.)

Gönn dir jetzt ein paar tiefe Atemzüge und lass die wohlwollenden Worte in dir nachklingen. Bitte deine Intuition um ein Bild oder um ein Symbol, das dir hilft, das Gehörte tief und nachhaltig zu absorbieren, sodass du dich lange daran erfreuen kannst. Lass dir für dein Bild zwanzig Minuten Zeit... (20 Min.)

Mütter

Mütter spielen in jeder Familie eine besondere Rolle. Sie bringen die Kinder zur Welt und haben schon vorher eine prägende Kraft für das Leben der Ungeborenen. In den meisten Familien sind Mütter das emotionale Zentrum und oft sind sie auch die wichtigste Schaltstelle der Kommunikation. Da ihre Person so wichtig ist, kann es nicht ausbleiben, dass sie auch enttäuschen. Sie werden gern idealisiert, und viele übertriebene und unreife Wünsche werden auf sie übertragen. Viel zu selten gibt es Verständnis für erschöpfte Mütter oder solche, die darum kämpfen, ein eigenes Leben zu entwickeln.

In diesem Experiment verwenden wir wieder die Technik des familienzentrierten Kreises nach R. C. Burns.

Anleitung

Wenn du ein Bild deiner Mutter zeichnen willst, brauchst du in der Regel keine große Vorbereitung, weil das Bild unserer Mutter in den meisten von uns ständig präsent ist.

Nimm dir bitte ein Blatt Papier und zeichne einen großen Kreis. In das Zentrum des Kreises sollst du deine Mutter zeichnen und dazu jene Menschen, die für deine Mutter besonders wichtig sind. In die Teile des Kreises, die nun noch frei sind, kannst du Symbole oder kleine Bilder malen, die für das Leben deiner Mutter charakteristisch sind.

Bitte zeichne deine Mutter so realistisch, wie es dir möglich ist, nicht abstrakt und nicht als Strichfigur. Erweise ihr Respekt, in dem du sie so zeigst, wie sie ist.

Du kannst dieses Bild mit der linken Hand zeichnen, dann wirst du dich freier fühlen.

Du hast zwanzig Minuten Zeit für deine Zeichnung… (20 Min.)

Um Verzeihung bitten

Ein großer Teil unserer emotionalen Verletzungen stammen aus der Familie. Menschen, die einander nahestehen, können einander auch besonders tief verletzen. Zu feindseligem oder vernachlässigendem Verhalten kommt es jedoch fast immer aus einer Notlage heraus. Wir alle handeln meist so gut, wie es uns möglich ist, doch manchmal erreichen wir unsere Grenzen zu früh, und dann ignorieren wir andere, betrügen oder beleidigen sie.

Im Laufe unseres Lebens bemerken wir dann, dass wir manchem in unserer Familie etwas schuldig geblieben sind, dass wir uns ihm oder ihr gegenüber herzlos verhalten haben. Oft ist es zu spät, um unser Bedauern auszudrücken und unser liebloses Verhalten wiedergutzumachen. Doch wir können eine imaginäre Situation schaffen, in der wir uns entschuldigen und um Vergebung bitten. Wenn wir uns zu einer solchen Haltung durchringen, dann bedeutet das häufig eine Entlastung; wir gewinnen dadurch an Offenheit und Einfühlungsvermögen für die Menschen, die uns nahestehen.

Hier führen wir die Teilnehmer durch eine geleitete Imagination und geben ihnen anschließend Gelegenheit, den inneren Prozess durch die Gestaltung eines Bildes zu vertiefen.

Anleitung

Für die kommende Übung beginnst du am besten mit einer wirksamen Entspannung von Körper und Geist. Dabei wirst du bemerken, dass deine Augenlider schwerer werden, dass dein Atem tiefer und langsamer wird und dich immer weiter zur Ruhe kommen lässt.

Mach bitte deinen Rücken ganz gerade und spüre die einzelnen Wirbel in deinem Rückgrat. Stell dir deine schön geschwungene Wirbelsäule vor. In der Mitte jedes Wirbels gibt es einen Hohlraum für den Wirbelkanal… Und nun stell dir vor, dass in diesem Wirbelkanal vom Steißbein bis zu den Nackenwirbeln ein Silberfaden verläuft. Er zeigt dir, dass in deinem Körper alles miteinander verbunden ist. Hier laufen die Verbindungen zusammen, die es möglich machen, dass dein Körper sich bewegt, dass das Blut fließt und dass deine Muskeln sich entspannen können.

Wenn du deine Aufmerksamkeit nach innen richtest, wirst du spüren, wie gut alles in deinem Körper zusammenpasst und wie leicht die Energie dorthin fließen kann, wo du sie brauchst. Auf diese Weise kannst du auch eine tiefe Entspannung herbeiführen. Es reicht völlig aus, dass du dich auf deine Wirbelsäule konzentrierst und auf den feinen Silberfaden im Zentrum deines Körpers, wenn du tiefe Entspannung genießen möchtest. So leicht ist das: einfach nach innen gehen und Weite und Frieden empfinden.

Geh nun in der Erinnerung zurück und lass Bilder und Gefühle in deinem Herzen aufsteigen, die dich an Zeiten erinnern, in denen du einem Mitglied deiner Ursprungsfamilie wehgetan hast... Vielleicht erinnerst du dich an lieblose Worte oder an Feindseligkeiten aus Zorn, aus Furcht oder aus Eifersucht...

Spüre, wie diese Bilder dir heute noch auf der Seele liegen. Vielleicht sind es mehrere Menschen, die dir jetzt einfallen. Mach in deinem Herzen für sie Platz... Spüre die Möglichkeit, diese Bürde abzulegen und diese Verletzung heilen zu lassen...

Zunächst kannst du dir selbst vergeben und im Stillen zu dir sagen:

- Es tut mir leid...
- Ich vergebe mir selbst...
- Ich vergebe mir, dass ich dich verletzt und traurig gemacht habe...
- Ich vergebe mir, dass ich nicht liebevoll genug war, wenn du mich gebraucht hast...
- Ich vergebe mir alles, was ich anderen vorenthalten habe...

Lass diese Worte einen Augenblick in dir nachklingen, ehe du deine Aufmerksamkeit einem bestimmten Mitglied deiner Familie zuwendest, das du um Vergebung bitten möchtest.

Lade jemanden aus deiner Familie in dein Herz ein. Vielleicht ist das jemand aus der Vergangenheit, vielleicht jemand aus der Gegenwart, den du durch Worte, eine Handlung oder Unterlassung, absichtlich oder unabsichtlich verletzt hast. Lade die Person ein, damit sie dein Bedauern erleben kann:

- Ich bitte dich um Verzeihung für alles, wodurch ich dir Kummer und Schmerzen bereitet habe...
- Ich bitte dich um Verzeihung, dass ich dich vernachlässigt habe...
- Ich bitte dich um Verzeihung dafür, dass ich dir Angst vor mir gemacht habe...

Lass auch diese Worte in dir nachklingen, damit sie eine Brücke bilden können zwischen dir und der anderen Person. Diese Brücke kannst du so stark machen, dass dein Schuldgefühl sich in Freundlichkeit und Respekt verwandelt.

Vielleicht musst du diese Arbeit der Versöhnung später fortsetzen, um innerlich ruhiger, ausgeglichener und wohlwollender zu werden...

Wenn du dazu bereit bist, dann kannst du mit deiner Aufmerksamkeit hierher zurückkehren, einmal tief ausatmen und in deinem eigenen Rhythmus die Augen öffnen.

Gönn dir eine kurze Pause und nimm dir dann ein Blatt Papier und Ölkreiden. Lass ein Bild vor deinem inneren Auge auftauchen oder ein Symbol von dieser Versöhnungsarbeit. Vielleicht möchtest du auch einfach das Porträt der Person malen, die du gerade um Vergebung gebeten hast. Benutze deine linke Hand zum Zeichnen oder Malen und nimm dir Zeit, damit du die Erleichterung spürst und die innere Weite, die mit dieser Versöhnung verbunden ist... (30 Min.)

Familienposter

Hier geht es darum, die eigene Familie ins rechte Licht zu rücken, ohne falsche Illusionen, aber auch ohne übertriebene Bescheidenheit. Eine Spur Ironie und etwas Humor können das Poster veredeln und andere Betrachter neugierig machen. Diese Gestaltungsaufgabe wendet sich an Solisten, an Paare sowie an Familien mit Kindern.

Anleitung

Stell dir vor, dass du auf einer Reise in einem typischen Ferienland bist. Ihr seid als Familie gekommen, und ihr möchtet im Hotel oder auf dem Campingplatz die Bekanntschaft einer anderen sympathischen Familie machen. Um solche Kontakte zu fördern, hat der Reiseveranstalter zu einem Fest eingeladen, wo sich jede Familie durch ein Poster präsentieren soll. Das Poster soll vor allem durch Bilder wirken. Es wird gemalt, gezeichnet oder als Collage gestaltet; einzelne Wörter sind erlaubt.

Was möchtest du auf diesem Familienposter zeigen? Jedes Familienmitglied soll hier dargestellt sein, realistisch oder symbolisch. Versuche das Poster so zu gestalten, dass es den Betrachter neugierig macht... (30 Min.)

Veränderungen

Dieses Malexperiment kann Familien helfen, ihre aktuelle Situation zu untersuchen. Die Struktur gestattet es auch den stilleren Familienmitgliedern, ihre Meinung mitzuteilen. Allerdings kann auch dieses harmlos erscheinende Experiment Unruhe auslösen, wenn es bisher wenig Offenheit und «Familiendemokratie» gegeben hat.

Anleitung

Gute Familien, heißt es, halten zusammen und gestatten ihren Mitgliedern gleichzeitig eine Vielfalt an Meinungen, Vorlieben und Abneigungen. Das ist leichter gesagt als getan. Manchmal haben wir den Wunsch, alle mögen das gleiche denken, fühlen und wollen. Doch das ist selten der Fall. Jeder von uns entwickelt sich, ist heute ein anderer als gestern, und das gilt auch für Familien. Darum ist es wichtig, dass wir immer wieder genau hinsehen und genau hinhören.

Jedes Familienmitglied soll nun zwei Bilder malen. Das eine Bild soll die Situation der Familie zeigen, wie sie im Augenblick ist und funktioniert... Das zweite Bild soll die Familie zeigen, wie sie in Zukunft sein sollte. Über die Differenzen zwischen beiden Bildern werden wir uns nachher austauschen.

Lass dir zehn Minuten Zeit für jedes Bild und schreibe deinen Namen und das heutige Datum in eine der Ecken deines Blattes... (20 Min.)

Zustimmung und Kritik

Wenn die Familienmitglieder über genügend Selbstsicherheit verfügen, finden sie hier eine ideale Situation, um miteinander ins Gespräch zu kommen. Das Arrangement macht die Dynamik einer Familie sehr schnell deutlich.

Es sollen zwei Bilder zu den folgenden Themen gemalt werden: die Stärken und die Schwächen unserer Familie. Alle Familienmitglieder malen gleichzeitig auf demselben Bogen. Es gibt also reichlich Gelegenheit, einander zu übersehen, einander zu respektieren, zu dominieren oder sich voneinander fernzuhalten. Es wird schweigend gearbeitet, was die Spannung erhöht. Das gibt außerdem den rhetorisch schwächeren Mitgliedern die gleichen Chancen.

Sie benötigen zwei große Bögen Flipchart-Papier oder Packpapier im Format DIN A1 und zwei Schachteln Ölkreiden.

Anleitung

Jede Familie hat Stärken und Schwächen. Die Stärken sorgen dafür, dass die Familie uns Schutz gibt, emotionale Wärme, Anregung, Optimismus und noch viele weitere, wertvolle Dinge.

Die Schwächen bewirken, dass es die Familienmitglieder nicht allzu leicht haben, sodass sie etwas lernen können und müssen. Meistens sind wir von den Schwächen weniger angetan. Wir kritisieren dann unsere Familie, sind enttäuscht, verletzt, unzufrieden oder unglücklich. Weil die Schwächen so unbeliebt sind, sollten wir uns immer wieder klarmachen, dass es gerade die Schwächen sind, die uns wichtige Entwicklungsimpulse geben.

Bei diesem Malexperiment sollen alle gemeinsam nacheinander an zwei Bildern arbeiten. Das erste Bild beschäftigt sich mit den Stärken und das zweite Bild mit den Schwächen der Familie. Beim Malen soll nicht gesprochen werden. Die Verständigung muss anders geschehen. Zu diesen Bildern sollen alle beitragen. Jeder kann sich farbige Ölkreiden aussuchen, die ihm gefallen, und jeder kann die Dinge malen, die ihm wichtig sind. Bei diesem Experiment gibt es kein Richtig und kein Falsch. Es gibt die Gelegenheit mitzuteilen, was man selber meint, und herauszufinden, was die anderen meinen.

Für jedes Bild könnt ihr fünfzehn Minuten einplanen.

Verzeihen

Vergebung zu kultivieren ist gerade für Familien besonders wichtig. Sowohl zwischen Vater und Mutter als auch zwischen Eltern und Kindern und unter den Geschwistern kommt es immer wieder zu Verletzungen. Damit daraus nicht lang anhaltender Groll oder Feindschaft wird, müssen die Beteiligten bereit sein, einander zu vergeben. Die Bereitschaft dazu kann gefördert werden, wenn die Familienmitglieder sich daran gewöhnen, ruhig und besonnen über den Prozess der Vergebung zu sprechen. Hier geht es darum, dass die Teilnehmer ihr Konzept und ihr Verständnis von Vergebung durch ein farbiges Bild ausdrücken. Wir müssen uns im Klaren darüber sein, dass die Thematik von Strafe und Vergebung starke Gefühle auslösen kann. Darum ist es notwendig, langsam vorzugehen und diesen brisanten Themenkomplex behutsam aufzuschließen.

Anleitung

Aus unserer evolutionären Vergangenheit stammt die Neigung, auf Angriffe mit Vergeltung zu reagieren. Dieses Schema diente ursprünglich unserem Überleben. Doch Racheaktionen führen in der Regel zu neuen Aggressionen. Wir wissen, dass der Ausweg aus diesem Dilemma nur in der Bereitschaft liegt, Frieden zu schließen, Wiedergutmachung zu leisten und Unrecht zu vergeben. Im Alltag sprechen wir bei kleineren Streitigkeiten von Entschuldigung. Es kann sehr aufschlussreich sein zu beobachten, in welchem Maße Familienmitglieder, Freunde und Kollegen bereit sind, sich zu entschuldigen bzw. Entschuldigungen anzunehmen.

Wir wollen uns zunächst darauf konzentrieren, welche Gefühle und Gedanken jeder hat, wenn er von Vergebung und Verzeihung spricht.

Nimm dir bitte ein Blatt Papier, eine Schachtel Ölkreiden, ein paar Filzstifte oder was immer du zum Malen benutzen möchtest.

Schließ einen Augenblick die Augen und atme drei Mal tief aus. Gestatte deinem Körper und deinem Geist, zur Ruhe zu kommen und frische Energie bereitzustellen.

Öffne nun bitte die Augen. Wähle dir eine Farbe und fang an ein Bild zu malen, das ausdrückt, was Vergebung für dich bedeutet. Du musst nicht sofort eine Idee haben oder eine Lösung für diesen so schwierigen Vorgang. Vielleicht ist es auch so, dass du unterschiedliche Ideen dazu hast. Vielleicht ist dein Herz eher bereit zu vergeben als dein Gehirn. Darum beginne langsam... Entscheide dich nicht vorschnell für ein bestimmtes Symbol... Male, falls du dein Temperament zügeln möchtest, mit der nicht dominanten Hand... Und wenn du zwischendurch ein paar Worte oder auch einen ganzen Satz schreiben möchtest, dann ist auch das okay...

Wenn du mit deiner Skizze fertig bist, dann nimm dir ein neues Blatt und vielleicht auch eine neue Farbe. Und male diesmal bitte die Gefühle, die du hast, wenn du an Vergebung und Verzeihung denkst. Bitte denke nicht lange darüber nach, was du malen willst oder warum du etwas auf eine bestimmte Weise malst. Drück dich schnell und spontan aus.

Lass dir für deine beiden Bilder fünfzehn Minuten Zeit... (15 Min.)

Wenn du beide Bild beendet hast, kannst du dir eine kleine Pause gönnen und dir folgende Fragen stellen:

- Wann hast du zuletzt jemandem vergeben?
- Wann hast du zuletzt dir selbst vergeben?
- Wann hat ein anderer Mensch dir zuletzt mitgeteilt, dass er dir verzeihen möchte bzw. verziehen hat?

Optimismus

Dies ist ein schönes Experiment für Eltern oder für eine Familie mit Kindern. Alle arbeiten gemeinsam an einem Bild, das zeigt, wie sich jeder die Zukunft der Familie vorstellt. Dabei ist es nicht nötig, dass sich alle Familienmitglieder auf einen Plan einigen. Es ist sogar erwünscht, dass die Vorstellungen über die Zukunft auseinandergehen. Entscheidend ist, dass jeder eine positive und hoffnungsvolle Perspektive einnehmen kann. Die Fähigkeit, ein ideales Zukunftsbild zu entwickeln, ist eine wichtige Voraussetzung für seelische Gesundheit.

Anleitung

Ich möchte euch heute zu einer Malaufgabe einladen, die weit in die Zukunft hineinreicht. Ihr sollt euch vorstellen, wie euer Leben in fünf Jahren aussehen soll. Manches, worauf ihr jetzt hofft, ist dann vielleicht schon in Erfüllung gegangen.

Zur Einstimmung auf diese Malaufgabe wollen wir uns etwas Zeit nehmen für eine Entspannung für Körper und Geist.

Wir alle wissen, dass Gerüche, Töne und Bilder Erinnerungen in uns wachrufen können. Und wenn wir uns an frühere Ereignisse aus unserem Leben erinnern, dann werden die damit verbundenen Gefühle wieder in uns wach. Wäre es nicht schön, wenn wir angenehme Gefühle in uns immer dann wachrufen könnten, wenn wir sie brauchen? Das können wir lernen...

Stell dich einen Augenblick hin... Mach den Rücken gerade und schau nach vorn... Spürst du das gute Gefühl, das du in all den Jahren hattest, wenn du diese Position eingenommen hast? Solange du so dastehst, fällt es schwer, Angst oder Stress zu empfinden.

Du hast noch eine weitere Möglichkeit, blitzschnell eine gute Stimmung in dir zu erzeugen: Es reicht aus, wenn du ein deutliches Lächeln auf dein Gesicht zauberst. Schon nach wenigen Augenblicken wirst du etwas wie Zufriedenheit oder Wohlbehagen spüren.

Nimm wieder Platz und behalte das Lächeln auf deinem Gesicht. Wenn du willst, kannst du nun die Augen schließen und darüber nachdenken, was du dir in den nächsten fünf Jahren vom Leben wünschst. Wie soll dein Leben aussehen, wenn du fünf Jahre älter bist?... Stell dir nun vor, alles ist so gekommen, wie du es dir erträumt hast... Du hast dein Bestes gegeben, du hast für eine gute Balance zwischen Vergnügen und Arbeit gesorgt und viele deiner Ziele erreicht...

Wenn du gleich die Augen öffnest, kannst du dir eine Farbe nehmen, die dir gut gefällt und malen, wie dein Leben in fünf Jahren sein wird. Wie siehst du dann aus?... Womit beschäftigst du dich?... Wo lebst du?... Was machen die anderen Familienmitglieder?... Wie geht es der ganzen Familie?... Worüber freust du dich am meisten?... Welche Sorge ist dann aus deinem Leben verschwunden?...

Jedes Familienmitglied soll die Dinge malen, die ihm besonders am Herzen liegen. Und erst wenn das ganze Bild fertig ist, werden wir darüber sprechen, was jeder von euch mit seinen Bildern und Symbolen zum Ausdruck bringen wollte... (30 Min.)

4 | Paare

Genau hinsehen

Wer in einer langfristigen Beziehung gut mit seinem Partner auskommen möchte, der muss bereit sein, unter die Oberfläche zu schauen. Wir alle neigen dazu, unserem Partner eine Art Fassade zu zeigen, unter der ganz andere Wahrheiten existieren: Gefühle und Hoffnungen, Talente und Empfindlichkeiten. Nur durch genaues Hinschauen erhalten wir ein einigermaßen vollständiges Bild des anderen, das uns in die Lage versetzt, ihn zu verstehen, zu lieben und gelegentlich zu überraschen.

In diesem Malexperiment können die Partner üben, einen Blick hinter die Alltagskulisse ihrer Beziehung zu werfen. Sie werden sich anschließend einander näher fühlen und angenehm lebendig.

Die Partner sitzen am selben Tisch nebeneinander.

Anleitung

Wenn du dich entspannen möchtest, dann hast du in deinem Atem den besten Bundesgenossen. Du kannst sogar lernen, deinem Atem Farbe zu geben.

Mach es dir auf deinem Stuhl bequem und schließ die Augen. Wenn du gleich einatmest, dann gib deiner Atemluft eine schöne Farbe, z. B. violett. Stell dir vor, dass dein violetter Atem in deinem ganzen Körper zirkuliert... vom Kopf bis in die Zehenspitzen... Und wenn du diesen violetten Atem aushauchst, dann kannst du dabei auch Müdigkeit oder Stress loslassen. Während du deinem Atem zusiehst, wie er dich erfrischt, siehst du diese schöne belebende Farbe...

Wie gefällt dir die Farbe Orange?... Die meisten Menschen finden diese Farbe angenehm, weil sie uns optimistisch stimmen kann. Fang jetzt an, orangefarbene Luft einzuatmen, und beim Ausatmen alles, was dich vielleicht belastet oder ermüdet, aus dir hinausfließen zu lassen... (1 Min.)

Auf diese Weise kannst du mit verschiedenen Farben experimentieren, z. B. mit Blau... Blau ist die Farbe der Ruhe und des Friedens; sie verbindet uns innerlich mit Flüssen und Seen, mit dem Ozean und dem Himmel... Wahrscheinlich hast du inzwischen herausgefunden, wie du einen belebenden Wechsel von einer Farbe zur anderen arrangieren kannst. Und natürlich kannst du auch Farbmischungen herstellen... pastellfarbene... oder intensive und satte Tönungen...

Und immer wenn du auf der Strasse, in der Natur oder in einem Film eine vertraute Farbe siehst, kannst du dich daran erinnern, wie dir das Einatmen von Farben hilft, dich zu entspannen...

Behalte das Gefühl der Frische und Konzentration in dir, wenn du nun die Augen öffnest: Nimm dir ein Blatt Papier und schreibe zunächst den Vornamen deines Partners auf... Dann dreh den Vornamen bitte um und beginne mit dem letzten Buchstaben. Lass dich überraschen, welches exotische Wort dabei entsteht... So wird z. B. aus dem vertrauten Gabriele das interessante Wort «Eleirbag»...

Und nun schließ einen Augenblick die Augen und stell dir vor, du blätterst in einem Lexikon jener Sprache, in der dieser umgedrehte Name des Partners geläufig ist. Warte ab, bis ein Bild auftaucht, das dieses Wort illustriert, und vielleicht findest du auch eine verbale Erklärung dazu.

Wenn du den Lexikoneintrag betrachtet hast, nimm dir zehn Minuten Zeit und male das passende Bild dazu; schreibe auch den Text darunter, den du gelesen hast. (10 Min.)

Anschließend kannst du dich mit deinem Partner austauschen.

Schwarze Katze, weiße Kater

Auch hier geht es darum, dass die Partner trainieren, genauer hinzusehen, um ein interessantes und komplexes Bild des anderen zu erhalten.

Die Partner sitzen wieder beieinander. Zur Entspannung können wir das «Farbatmen» aus dem vorangehenden Malexperiment benutzen.

Anleitung

Stell dir vor, du bist mit deinem Partner in einem Varieté... In einer Bühnenshow tritt ein asiatischer Magier auf, der die Kunst versteht, Menschen aus dem Publikum auf die Bühne zu locken, um sie dort verschwinden zu lassen oder zu verwandeln...

Dein Partner geht freiwillig auf die Bühne und der Magier kündigt an, dass er gleich seinen großen Gong schlagen wird. Noch ehe der Ton verklungen ist, wird sich dein Partner in zwei Tiere derselben Art verwandeln, also z. B. in zwei Hunde, zwei Katzen, zwei Vögel etc. Doch die beiden Tiere werden sich in auffälliger Weise voneinander unterscheiden.

Schau genau zu... Höre den magischen Gong... Sieh, wie sich dein Partner scheinbar in Luft auflöst und an seiner Stelle zwei Tiere auftauchen. Sie stehen rechts und links neben dem Magier, der die beiden freundlich begrüßt. Welche Tiere kannst du entdecken?...

Vielleicht musst du dir auch etwas Zeit lassen... Genieße das interessante Schauspiel auf der Bühne eine Weile und beobachte dann, wie der Magier die Tiere wieder verschwinden lässt und dein Partner an ihrer Stelle wieder sichtbar wird. Zum Schluss dankt der Magier deinem Partner für seine freundliche Mitwirkung...

Nun kannst du in deinem eigenen Rhythmus die Augen wieder öffnen... Nimm dir ein Blatt Papier und male langsam und liebevoll die beiden Tiere... Lass dir dafür zehn Minuten Zeit... (10 Min.)

Symbol der Liebe

Langfristige Beziehungen funktionieren besser, wenn die Partner eine Liebesphilosophie haben, die in wesentlichen Aspekten vergleichbar ist. Dieses Malexperiment gibt beiden eine spielerische Möglichkeit, zentrale Ideen über die Liebe auszudrücken und miteinander ins Gespräch zu kommen. Auf diese Weise können aus unbekannten Differenzen überbrückbare Unterschiede werden.

Die Partner arbeiten an getrennten Plätzen und setzen sich erst nach dem Malen zusammen.

Anleitung

Um uns zu entspannen, genügen manchmal fünf tiefe Atemzüge. Sie können uns helfen, uns immer ein wenig tiefer zu lockern.

Vielleicht möchtest du dir vorstellen, dass die Luft, die du einatmest, eine Farbe hat, die dir im Augenblick besonders gut gefällt... Dann kannst du sehen, wie sich dein farbiger Atem überall im Körper verteilt und dich erfrischt und neugierig macht...

Denk bitte an eine Zeit zurück, wo du der Liebe begegnet bist... Lass die Erinnerung daran so lebendig werden, als ob du das Gefühl der Liebe gerade jetzt, in diesem Moment, empfindest... Erlebe die Situation... die Zeit, den Ort, die sinnlichen Eindrücke, die Gefühle... (1 Min.)

Dieser wunderbare Augenblick ist Vergangenheit. Sei dir jedoch klar, dass die Liebe zeitlos ist, weil sie die Herzen der Menschen immer schon bewegt hat und auch in Zukunft bewegen wird... Und denke daran, dass du auch in vielen anderen Situationen Liebe erlebt hast... vielleicht nur für Augenblicke... vielleicht undeutlich... vielleicht unvollständig... Doch du weißt in deinem Inneren, wozu die Liebe in der Lage ist, wie sie uns lebendig macht und wie stark sie uns verändern kann...

Lass bitte in deinem Inneren ein Bild auftauchen, das diese Liebe für dich zum Ausdruck bringt... Dieses Bild kann alles Mögliche darstellen: eine Landschaft, eine Melodie, eine Person, eine Farbe, ein Muster...

Konzentriere dich auf dieses Bild und stell dir vor, dass es eine geheime Botschaft enthält... in Worten, aber vielleicht auch ohne Worte... Und diese Botschaft betrifft dich und die Kraft deiner Liebe... Öffne dich für diese Botschaft... (2 Min.)

Bewahre das Bild und die Botschaft gut in deinem Inneren auf, wenn du nun mit deiner Aufmerksamkeit hierher zurückkehrst. Atme einmal tief aus und öffne dann in deinem eigenen Rhythmus die Augen.

Nimm einen Bogen Papier, male das Bild, das du gesehen hast, und schreibe vielleicht die Botschaft, die du empfangen hast, darunter... (10 Min.)

Und nimm dir dann einen zweiten Bogen und überprüfe deine Bereitschaft zum Mitempfinden. Du hast dich in den letzten Minuten intensiv mit der Liebe beschäftigt, so ist es dir jetzt vielleicht möglich, dir vorzustellen, welches Bild von der Liebe dein Partner gesehen hat. Vertraue deiner Intuition und male schnell dieses Bild... (5 Min.)

Komm mit deinem Partner zusammen. Zeigt einander zunächst die Bilder von eurer eigenen Liebeserfahrung...

Garten der Liebe

Die psychologische Forschung hat gezeigt, dass Paare länger zusammenbleiben, wenn sie eine intensive Freundschaft verbindet. Solche Partner sind bereit, die Persönlichkeit des anderen zu akzeptieren, seine Besonderheiten, seine ganz persönlichen Bedürfnisse, Ziele und Wünsche. Sie sind daran interessiert, die natürliche Entwicklung des Partners zu unterstützen und Unterschiede als Bereicherung zu empfinden.

In dem folgenden Malexperiment haben die Paare Gelegenheit, eng zusammenzuarbeiten und ihre Ideen über Liebe und Partnerschaft in einem gemeinsamen Bild auszudrücken. Es entsteht ein breites und vielgestaltiges Bild der Liebe.

Die Partner zeichnen abwechselnd; dadurch wird indirekt das demokratische Element der Partnerschaft unterstrichen. Die Papierfläche soll möglichst groß sein, am besten im Format DIN A1.

Anleitung

Setzt euch zusammen an einen Tisch. Legt einen großen Bogen Papier vor euch und eine Schachtel mit Ölkreiden. Ihr sollt nun etwas tun, was euch gut vertraut ist, nämlich den unsichtbaren Garten der Liebe, in dem ihr lebt, gemeinsam sichtbar machen.

Jeder von euch soll sich zu Beginn für eine Farbe entscheiden, die er mag. Beide Farben sollen sich ergänzen. Wenn ihr nachher anfangt zu zeichnen, dann sollt ihr euch abwechseln, damit jeder von euch so viel zu dem Bild beitragen kann, wie er möchte. Selbstverständlich dürft ihr euch bei dieser Arbeit auch unterhalten, doch damit das Zeichnen ein Vergnügen und ein schöner Austausch von Ideen bleibt, empfehle ich, nicht allzu tief in die Diskussion einzusteigen.

Wahrscheinlich habt ihr euch schon gefragt, was eigentlich alles zu eurem Garten der Liebe gehören soll. Wir können dabei u.a. an folgende Dinge denken: alle wichtigen Gefühle, die im Alltag der Partnerschaft entstehen: Liebe und Ärger, Vertrauen und Begeisterung und vieles mehr. Doch auch Charakterstärken spielen im Garten der Liebe eine Rolle: z.B. Humor, Dankbarkeit, Selbstbeherrschung, Freundlichkeit, die Bereitschaft zu verzeihen, Urteilskraft und Initiative. Auch die Lebensziele, die jeder der Partner verfolgt, sowie jene gemeinsamen Ziele, die beide Partner durch ihre Verbindung anstreben, sind von großer Bedeutung.

Dazu kommen noch Dinge wie Spielregeln, Vereinbarungen, Versprechungen...

Jedes Paar kann weitere Punkte berücksichtigen, die in der speziellen Beziehung eine Rolle spielen.

Damit aus all dem ein lebendiges Bild wird, sollt ihr möglichst vieles symbolisch ausdrücken… Gebt dem Garten der Liebe Grenzen und vielleicht eine Landschaft mit Höhen und Tiefen, Wegen und Plätzen. Aber vor allem soll der Garten belebt sein durch Pflanzen und Tiere, Fische und Vögel, Büsche und Bäume usw. Natürlich könnt ihr auch ab und zu ein paar Worte dazu schreiben, wenn euch das wichtig erscheint… (30 Min.)

Gefühle malen

Viele Schwierigkeiten in Beziehungen entstehen durch ein zu geringes Wissen über die Art und Weise, wie der andere Gefühle erlebt. Manche Partner reagieren übersensibel und erleben ihre Gefühle in manchmal irritierender Stärke. Andere wiederum empfinden eigene und fremde Gefühle eher gedämpft. Darum zeigen wir den Paaren hier eine Möglichkeit, Gefühle und Gefühlsverarbeitung in ihrer Beziehung genauer zu untersuchen.

Anleitung

Dieses Experiment hat eine klare Aufgabenverteilung und einen einfachen Ablauf: Zu Beginn einigt sich jedes Paar darauf, wer A und wer B sein soll...

Dann ergreift A die Initiative und nennt irgendein Gefühl, das ihm/ihr wichtig ist. Anschließend macht A die Augen zu und beschreibt dann, wie er/sie dieses Gefühl erlebt: (Die Augen von A sollen während des ganzen Vorganges geschlossen bleiben.)

- Wie macht sich dieses Gefühl körperlich bemerkbar?
- Wie intensiv erlebe ich dieses Gefühl auf einer Skala von 1 bis 10?
- In welchen Situationen entsteht dieses Gefühl meistens bei mir?
- Was mag ich an diesem Gefühl?
- Was ist (manchmal) unangenehm an diesem Gefühl?

A soll das Gefühl so beschreiben, dass B in der Lage ist, ein Bild zu malen, das zeigt, wie dieses Gefühl von A erlebt wird.

B hat das Recht, um mehr Information zu bitten, damit er/sie das Bild malen kann. A hat das Recht zu schweigen, wenn er/sie alles gesagt hat bzw. nicht mehr sagen möchte.

Anschließend sprechen beide Partner über das Bild. Jetzt hat B die Möglichkeit mitzuteilen, in welcher Hinsicht er/sie das betreffende Gefühl ähnlich bzw. anders erlebt.

In der nächsten Runde werden die Rollen gewechselt. B nennt ein Gefühl und beschreibt es mit geschlossenen Augen, während A malt.

(Jedes Paar entscheidet selbst, wie viele verschiedene Gefühle gemalt werden sollen. Der Gruppenleiter kann ggf. eine Reihe wichtiger Gefühle vorschlagen: Ärger, Verunsicherung, Belustigung, Heiterkeit, Gehemmtheit, Scham, Staunen, Verachtung, Verwirrung, Schuld, Misstrauen, Wut, Optimismus, Begeisterung, Neugier, Glück, Zärtlichkeit, Trauer, Verletzung.)

Liebesdialog langsam

Wenn wir uns als Paar zu wenig Zeit füreinander nehmen, dann finden Gespräche und Zärtlichkeiten oft im Eiltempo statt. Besonders gefährlich sind Streitigkeiten in hohem Tempo. Sie führen fast immer zu einer Eskalation. Die liebevollen Gefühle leiden darunter, und mit der Zeit versteinert unser Herz. Das beste Mittel dagegen sind Zeiten der Langsamkeit, in denen wir auch mit dem Herzen sehen, hören und fühlen können, nicht nur mit Augen, Ohren und Geist. Langsamkeit ist eine wichtige Voraussetzung, um das Leben genießen zu können und um Glück zu empfinden.

Wir laden die Paare zunächst zu einer Entspannung ein.

Anleitung

Mach es dir auf deinem Platz bequem und schließ die Augen. Entscheide selbst, wie tief deine Entspannung sein soll, während du meinen Worten folgst: Stell dir vor, dass du durch eine Tür gehst, die zu einem geheimnisvollen Garten führt... Am Eingang steht ein Wächter, der dich begrüßt... Du bemerkst, dass der Wächter sehr alt ist und schon vieles erlebt hat... Er sagt dir: Der Garten, der hinter dieser Tür liegt, übertrifft deine kühnsten Träume... Es gibt darin einen kleinen Bach, der in einen Teich fließt... Dort können sich die Besucher erfrischen. Hinter dem Teich wartet ein wärmendes Feuer auf dich, an dem du bequem sitzen und dich noch tiefer entspannen kannst...

Die Tür geht auf und du betrittst den Garten, in dem du dich wohlfühlst... Du folgst dem Bach, und in dem kleinen Teich wäschst du alles ab, was du an störenden Gefühlen, an unglücklichen Gedanken mitgebracht hast. Auch die Erinnerung an Stress und Streit kannst du hier von dir abwaschen, sodass du dich wie neugeboren fühlst...

An dem Feuer dahinter kannst du dich wärmen. Wirf Holz hinein, bis das Feuer ganz zu deinen Bedürfnissen passt. Es versorgt dich mit frischer Energie, mit Mut und Weisheit, Liebe und Optimismus, Selbstvertrauen und Neugier und all den anderen Qualitäten, die für ein erfülltes Leben wichtig sind... (1 Min.)

Du hörst, wie du ganz automatisch sagst: Ich fühle mich gut... Ich bin gelöst... Mein Leben ist schön... Ich bin dankbar für alles, was mir gegeben wird...

Nimm diese guten Gefühle mit, wenn du aus dem Garten hierher zurückkehrst, diese innere Ruhe und liebevolle Aufmerksamkeit... Atme einmal tief aus und öffne in deinem Rhythmus die Augen...

Und nun setz dich bitte neben deinen Partner. Legt einen großen Bogen Papier vor euch (DIN A3 oder größer).

Jeder Partner soll sich für eine Farbe entscheiden, die zur Farbe des anderen einen interessanten Kontrast bildet. Ihr sollt gleich, ohne zu sprechen, auf dem Papier einen Dialog führen... Zeichnet bitte im Zeitlupentempo, damit ihr dabei spüren könnt, was ihr empfindet. Einer wird anfangen und eine Linie auf das Papier setzen. Bitte beschränkt euch darauf, ganz abstrakt vorzugehen: nur Farben und Formen, keine Bilder, keine Symbole und auch keine Wörter. Sobald der zeichnende Partner stoppt, antwortet der andere. So entsteht eine ganz neue Form der Unterhaltung. Hört vor allem auf eure eigenen Gefühle dabei und teilt sie dem Partner durch die Bewegung der Farbe auf dem Papier mit. Und noch ein wichtiges Detail: Zeichnet ohne zu planen und sprecht bitte nicht dabei. Nach und nach entsteht aus der Unterhaltung ein Bild, das sozusagen ein Ausdruck eures Herzens ist.

Jeder von euch kann ab und zu «Farbwechsel» sagen. Dann tauscht ihr die Kreiden aus und zeichnet mit der Farbe des Partners weiter... (15 Min.)

Glück genießen

Wir glauben oft, Schwierigkeiten in der Partnerschaft entstünden vor allem aus einem Mangel an Liebe. Häufig besteht die Schwierigkeit jedoch darin, dass die Partner nicht in der Lage sind, ihr Leben zu genießen. Genießen bedeutet, dass ich die guten Dinge in meinem Leben, kleine und große, wahrnehme und mit Dankbarkeit begrüße.

Genießen ist eine Kunst, die besser funktioniert, wenn man sie nicht nur für sich allein übt. Die Partnerschaft ist ein idealer Rahmen, um die guten Dinge im Leben bewusst zu genießen. Ich freue mich gemeinsam mit dem Partner und die Freude wird umso intensiver, je mehr der Partner sich mit mir freut. Das macht die Beziehung intimer und beglückender. Die Voraussetzung ist, dass ich bereit bin, darüber zu sprechen, was mich freut und was mich glücklich macht.

Für dieses Experiment benötigen die Teilnehmer Zeitschriften, Zeitungen o. Ä., um Bilder und Texte auszuschneiden.

Anleitung

Dieses Kunstexperiment hat zwei Teile. Im ersten Teil arbeitet jeder für sich und stellt sich die Frage: Welche positiven Ereignisse hat es in meinem Leben während des letzten Monats (im letzten halben Jahr, im letzten Jahr, in den letzten fünf Jahren) gegeben? Schneide Bilder aus und einzelne Wörter, die sich auf Erlebnisse beziehen, wo du Glück hattest, wo du erfolgreich warst, wo du etwas Schönes erlebt hast, wo du dich gefreut hast, dass du am Leben bist. Mit anderen Worten, finde Bilder für alles, was dein Leben gut und glücklich gemacht hat... (15 Min.)

Im zweiten Teil des Kunstexperiments sollst du mit deinem Partner eine Glückscollage herstellen. Abwechselnd soll jeder etwas aus seinem Bildervorrat aufkleben und dabei dem Partner berichten, welcher Aspekt ihm bei diesem Erlebnis besonderen Genuss verschafft hat.

So wächst die Collage langsam. Und wahrscheinlich wird es so sein, dass es eine Menge individuelle Erinnerungen gibt, aber auch eine ganze Reihe gemeinsamer, glücklicher Erinnerungen... (30 Min.)

Lebensziele

Paare werden mit Krisen besser fertig, wenn beide über einen robusten Optimismus verfügen. Denn dann können auch Schwierigkeiten mit größerer innerer Ruhe betrachtet und bewältigt werden. Zum Glück ist unser Optimismus keine angeborene Eigenschaft, sondern wir können dafür sorgen, dass unsere Einstellung zum Leben positiver wird. Dazu ist es vor allem wichtig, dass wir von Zeit zu Zeit darüber nachdenken, wie es um unsere Lebensphilosophie bestellt ist:

- Welche Grundeinstellung zum Leben habe ich?
- Welchen Sinn sehe ich in meinem Dasein?
- Wie erkläre ich mir und anderen, warum sich mein Leben zu dem entwickelt hat, wie es heute ist?
- Inspiriert mich meine eigene Geschichte oder verstärkt sie meinen Pessimismus?

In dem folgenden Kunstexperiment können sich die Partner über wichtige Aspekte ihrer Lebensphilosophie austauschen. Sie können sich gegenseitig anregen, mehr Hoffnung zu entwickeln. Bei diesem Experiment können die Partner nebeneinander an einem Arbeitstisch sitzen.

Anleitung

Jeder von euch soll drei Bilder malen. Alle Bilder haben ein gemeinsames Thema. Es geht um die Lebensziele und um den Lebenssinn, die jeder von euch vor sich sieht.

Das erste Bild zeigt die Ziele, die deine Eltern für dein Leben hatten. Was solltest du ihrer Meinung nach mit deinem Leben anfangen? Welches große Thema hatten sie für dich gewählt?

Beim zweiten Bild geht es um jene Ziele, die dein Partner für dein Leben aufgestellt hat. Über diese Ziele und die damit verbundenen Erwartungen wird selten direkt gesprochen. Aber wenn du dich von diesen Zielen entfernst, kann das bei deinem Partner für große Unruhe sorgen.

Das dritte Bild soll das Entscheidende zeigen, nämlich die Ziele, die du selbst für dein Leben aufgestellt hast. Worin siehst du selbst den Sinn deines Lebens, die Aufgabe, die du hier zu erfüllen hast? Was soll geschehen, damit du am Ende deines Lebens sagen kannst: «So war es gut»?

Die Teilnehmer haben dreißig Minuten Zeit für die drei Bilder. Anschließend tauschen sich die Partner aus. (30 Min.)

Bilder einer Beziehung

Bei diesem Experiment geht es darum, die Beziehung insgesamt in Ruhe unter die Lupe zu nehmen:

- Welche Bedürfnisse hat der Einzelne?
- Welche Wünsche hat jeder an den anderen?
- Welchen Sinn hat diese Partnerschaft?
- Welche Schwierigkeiten hindern das Paar daran, gemeinsam ein glückliches Leben zu führen?

Die Partner sollten getrennt arbeiten, damit sie nicht sehen können, was der andere malt. Auf diese Weise bleibt der Austausch hinterher spannend und wir verhindern eine oberflächliche Anpassung an die Sichtweise des anderen.

Anleitung

Nimm dir ein paar Minuten Zeit, um darüber nachzudenken, auf welche Weise ihr eure Beziehung führt, was euch als Paar zusammenhält bzw. was dich an diese Beziehung bindet...

Welches sind deine Bedürfnisse und Wünsche an deinen Partner?... Was geschieht, wenn der Partner deine Wünsche nicht erfüllt?...

Was wünscht sich dein Partner von dir?... Was geschieht, wenn du seine Hoffnungen enttäuschst?...

Denk ein paar Minuten über alle diese Fragen nach. Betrachte die Geschichte, die sich zwischen dir und deinem Partner entwickelt hat... Betrachte den augenblicklichen Zustand eurer Beziehung. Und lass dann in dir ein Bild entstehen, das ausdrückt, wie der augenblickliche Zustand eurer Beziehung für dich ist. Vielleicht brauchst du eine Weile, um dieses Bild zu erkennen. Vielleicht hat es sich auch schon blitzartig eingestellt... (5 Min.)

Lass dir nun fünf Minuten Zeit, um eine farbige Skizze von dem Bild deiner Beziehung zu Papier zu bringen... Bemerke dabei deine Gefühle, deine Körperempfindungen und die Einsichten, die dir durch den Kopf gehen... (5 Min.)

Atme nun bitte drei Mal tief aus und lass das Bild, mit dem du dich eben beschäftigt hast, in den Hintergrund treten. Geh mit deiner Aufmerksamkeit nach innen und stelle dir bitte folgende Fragen:

- Welche Ziele verbinden uns beide als Paar?
- Welchen Sinn hat unsere Beziehung?

Bemerke bitte alle Eindrücke und sinnlichen Wahrnehmungen, die diese Fragen in dir auslösen und nimm dir dann wieder fünf Minuten Zeit, um ein zweites Bild zu malen, das von diesen Fragen angeregt wurde... (5 Min.)

Nimm dir nun bitte einen neuen Bogen Papier und schreibe darauf fünf Minuten ohne Pause, was dir durch den Kopf geht, wenn du weiter über die Frage nachdenkst, welches Ziel ihr beide als Paar verfolgt. Mach dir keine Gedanken um Stil, korrekte Rechtschreibung oder logische Begründungen. Notiere einfach, was dir einfällt... (5 Min.)

Und nun atme wiederum drei Mal aus und wende dich innerlich den folgenden Fragen zu:

- Welche Hindernisse stellen sich uns in den Weg und trennen uns von unserem gemeinsamen Ziel?
- Welche Hindernisse verdunkeln das Ziel?
- Welche Hindernisse lassen uns das Ziel vergessen?
- Welche Hindernisse machen uns mutlos?
- Welche Qualitäten muss jeder von uns entwickeln, damit wir diese Hindernisse überwinden können?

Gib deine Antwort auf diese Fragen in einem dritten Bild. Und nimm dir dann noch einmal fünf Minuten Zeit, um deine Gedanken zu skizzieren... (5 Min.)

Liebesdiagramm

In diesem Malexperiment geht es um die romantische Vergangenheit des Paares. Oft bestehen unbewusste Bindungen an frühere Partner, sodass die aktuelle Beziehung dadurch geschwächt wird. Eine wirkliche Loslösung von ehemaligen Partnern kann nur erreicht werden, wenn Enttäuschungen vergeben werden können und das Positive in der verflossenen Beziehung anerkannt wird.

Darum regen wir hier die Partner zu Folgendem an: Jeder zieht für sich eine Art Liebesbilanz, in der er seine wichtigen vergangenen Liebesbeziehungen darstellt. Die verflossenen Partner werden dadurch gewürdigt, dass ihnen die Bereitschaft zur Vergebung und Dank für alles Positive ausgesprochen wird.

Falls die damit verbundenen seelischen Prozesse noch nicht abgeschlossen sind, so spielt das keine Rolle. Die Partner werden durch dieses Vorgehen darauf hingewiesen, was sie ihren alten Liebesbeziehungen schuldig sind.

Wenn die Paare über ihre Bilder sprechen, so kann das Gefühle der Eifersucht und Rivalität hervorrufen, andererseits wird Verständnis und Empathie für die Beziehungsbiografie des Partners erzeugt.

Dieses Kunstexperiment eignet sich vor allem für Gruppen mit relativ reifen Teilnehmern.

Die Partner sollten an getrennten Plätzen arbeiten und erst zur Auswertung zusammenkommen.

Anleitung

Nimm dir jetzt etwas Zeit, um darüber nachzudenken, wie viele wichtige Liebesbeziehungen du bisher in deinem Leben hattest. Dazu gehören alle Beziehungen, in denen du dich verliebt fühltest, in denen du glücklich warst oder in denen du etwas Wichtiges gelernt hast. Und dann kannst du darangehen, deine verflossenen Liebespartner in einem Bild zu würdigen. In die Mitte des Bildes sollst du dich selbst zeichnen, und um dich herum ist Platz für deine Expartner. Überlege dir, wie du jeden von ihnen darstellen möchtest: Vielleicht durch ein kleines realistisches Porträt? Oder lieber durch ein Symbol?

Durch den Abstand zu deinem eigenen Porträt kannst du ausdrücken, wie nah dir dieser Expartner heute noch steht.

Diese Zeichnung bezieht sich auf die Vergangenheit, dein aktueller Partner soll nicht darin vorkommen.

Wenn du es für richtig hältst, kannst du deinem Bild eine gewisse historische Präzision geben, indem du Jahreszahlen zu den ehemaligen Partnern schreibst. Nimm dir für diesen Arbeitsschritt zehn Minuten Zeit.

Der zweite Schritt ist besonders wichtig, weil du hier jede einzelne dieser alten Beziehungen würdigen sollst. Du machst sozusagen einen Versuch, mit jedem Expartner ins Reine zu kommen, und dazu gehören zwei wichtige Aktionen:

- Du musst dich für das Gute bedanken, was du bekommen hast.
- Du musst dem Partner all das verzeihen, was du ihm vielleicht bis heute vorwirfst.

Wenn du das tust, wirst du mit positiven Empfindungen auf die alte Beziehung zurückschauen können. Dieser emotionale Friedensschluss wird dir helfen, deine neue Beziehung zu genießen.

Nimm dir also genügend Zeit, über jede alte Beziehung ein wenig nachzudenken, und schreibe dann zu jedem Bild eines Expartners ein paar Stichworte oder einen kurzen Satz, in dem du dich bedankst und deine Bereitschaft erklärst zu vergeben.

Für diese wichtige Aufgabe hast du eine halbe Stunde Zeit… (30 Min.)

(Erst wenn die Zeichnungen fertiggestellt sind, kommen die Partner zusammen, um sich gegenseitig ihre Bilder zu zeigen und zu erläutern.)

Die Eltern ehren

Jede Beziehung wird davon geprägt, was wir in unserem Elternhaus erlebt haben:

- Haben meine Eltern miteinander gesprochen?
- Haben sie einander zugehört?
- Haben sie sich darum bemüht, ihre Beziehung zu verbessern?
- Haben meine Eltern sich gegenseitig häufig Vorwürfe gemacht und sich über Dinge beklagt, die sie nicht ändern konnten?
- Gab es Schweigen und Rückzug, wenn einer von beiden zornig war?
- Wer von den Eltern neigte zum Rückzug? Wer neigte zur Offensive?
- Was lehrten die Eltern mich über gute Beziehungen?
- Was lehrten die Eltern mich über männliche und weibliche Rollen?
- Wie viel Nähe und Distanz brauchten die Eltern?
- Wie regelten sie Konflikte?
- Wie zeigten sie einander Zuneigung und Zärtlichkeit?
- Wie setzten die Eltern ihre Prioritäten, was ihre Ehe, die Kinder, ihre Arbeit und Hobbys angeht?
- Wie wurde ich als Kind von den Eltern gefördert?
- Was ist das Beste, was ich meinen Eltern verdanke?
- Wofür bewundere ich meine Eltern am meisten?

In diesem Malexperiment soll bewusst ein positiver Akzent gesetzt werden. Jeder von uns kann leicht die Schwächen in der Ehe der Eltern skizzieren, doch das macht uns selbst nicht glücklicher und unsere eigene Beziehung nicht liebevoller. Daher regen wir die Partner an, ganz bewusst die erfreulichen Aspekte in der Ehe der Eltern herauszustellen: Wofür bin ich meinen Eltern heute noch dankbar?

Für dieses Experiment sollen die Teilnehmer ein Foto mitbringen, das beide Eltern zeigt.

Anleitung

Die meisten Menschen wollen nicht alles so machen wie ihre Eltern. Sie nehmen sich vor, nur das Positive zu übernehmen. Wer sich daran hält, ist tatsächlich gut beraten, doch es stellt sich natürlich sofort die Frage, was jeder Partner für positiv bzw. für negativ hält. Darum ist es nützlich, wenn jeder weiß, was der Partner an seinen eigenen Eltern schätzt.

Heute soll jeder in einem Bild all das Positive zeigen, das seine Eltern in ihrem Leben ausgedrückt haben und das sie ihm mitgegeben haben.

Nimm das Foto deiner Eltern und klebe es ins Zentrum deines Blattes. In den freien Raum um das Foto herum sollst du Bilder und Skizzen zeichnen, die all das Gute, Wertvolle und Vorbildliche zeigen, das es im Leben deiner Eltern gab. Skizziere all die Dinge, für die du deinen Eltern auch heute noch dankbar bist, weil du weißt, dass du in deinem Beruf oder in deiner Beziehung davon profitierst.

Du kannst realistisch zeichnen, du kannst dich symbolisch ausdrücken, wie es dir passend erscheint. Und wenn dein Bild dadurch deutlicher wird, kannst du auch sparsam ein paar Worte hinzufügen. Lass dir für dein Bild dreißig Minuten Zeit… (30 Min.)

Tue Gutes...

Eine positive Lebenseinstellung verbessert jede Beziehung. Wenn wir uns weniger darauf konzentrieren, was unvollkommen, fehlerhaft oder enttäuschend ist, und uns stattdessen fragen, wie wir anderen zu einem zusätzlichen, vielleicht überraschenden Glücksgefühl verhelfen können, dann profitieren wir auch selbst davon.

Wir veranlassen die Partner, ihr eigenes positives Verhalten herauszustellen und darüber zu sprechen. Aus vielen Untersuchungen wissen wir, dass bescheidenes Verschweigen der eigenen inneren Großzügigkeit niemandem nützt. Im Gegenteil: Wir sollen Gutes tun und darüber sprechen. Die Folge ist, dass wir dann häufiger Gutes tun und dass auch unsere Beziehung davon profitiert.

Anleitung

Heute möchte ich zu einem besonderen Experiment einladen. Es dient dazu, eine sehr nützliche Verhaltensregel zu unterstreichen. Diese Verhaltensregel kann man auf die einfache Formel bringen: Tue Gutes und sprich darüber! Sie wendet sich gegen falsche Bescheidenheit und kann dazu beitragen, dass es mehr positive Aktionen in unserer Umgebung gibt und weniger Feindseligkeit, Depression oder Einsamkeit.

Setzt euch zunächst nebeneinander und entscheidet, wer A und wer B sein soll.

Dieses Spiel wird in mehreren Runden gespielt. In der ersten Runde ist A der Erzähler und B der Zeichner. A erzählt von einer Gelegenheit, bei der er irgendetwas Gutes und Hilfreiches für eine andere Person getan hat, z.B. einem Fremden den Weg erklärt oder einem Kollegen aufmerksam zugehört hat, der gerade eine gesundheitliche Krise erlebte. Mit anderen Worten: A erzählt von einem Fall, als er etwas tat, ohne den eigenen Vorteil im Auge zu haben, einfach um einen anderen Menschen zu erfreuen oder ihm aus einer Notlage zu helfen.

B soll aufmerksam zuhören und eine kleine Skizze machen, die diese Situation anschaulich zeigt.

Anschließend werden die Rollen gewechselt. B erzählt von etwas Positivem, was er getan hat und A zeichnet die Skizze.

Bitte achtet darauf, was bei diesem Experiment geschieht, das sich so simpel anhört. Achtet darauf, wie ihr euch selbst fühlt, welche Empfindungen ihr für den Partner entwickelt und welche Überlegungen sich bei euch einstellen... (10-20 Min.)

Meine Stärken – deine Stärken

Wer Gelegenheit hat, das zu tun, wofür ihn seine Stärken qualifizieren, der hat eine gute Chance, im Leben psychologisch und materiell Erfolg zu haben. Jeder von uns hat seine eigenen Stärken. Manche kommen bei der Arbeit zur Geltung, andere eher in der Familie oder im Freundeskreis. Wenn unsere Stärken von anderen bemerkt und anerkannt werden, dann ist das ein wirksamer Schutz gegen Stress und Depression.

Hier fordern wir die Paare auf, sich auf die Stärken zu konzentrieren, die sie im Laufe der Zeit beim anderen beobachtet haben. Wir versprechen uns davon, dass die Beziehung dadurch lebendiger und haltbarer wird.

Jeder Partner bereitet sich auf dieses Experiment vor, indem er ein schönes Porträtfoto des Partners mitbringt, sowie weitere Fotos oder Kopien von Dokumenten, die die zentralen Stärken des Partners dokumentieren. Außerdem benötigt jedes Paar einige Zeitschriften und Zeitungen.

Anleitung

Jeder von euch soll heute eine Collage herstellen, die zeigt, welche Charakterstärken und Talente ihr im Laufe eurer Beziehung an eurem Partner festgestellt habt.

Unter Talenten können wir u. a. die praktischen Begabungen verstehen, die jeder über die Jahre trainiert bzw. erlernt hat. Wenn jemand in der Lage ist, einen Lastzug mit Geschick und Sicherheit zu steuern, dann ist das ein Talent und wenn jemand weiß, wie die Bilanz für ein Unternehmen korrekt aufzubauen ist, dann ist das ebenfalls ein Talent.

Charakterstärken haben fast immer eine ethische Komponente: Freundlichkeit, Aufrichtigkeit, Hilfsbereitschaft, Neugier, Lernbereitschaft, kritisches Denken, Mut und Durchhaltevermögen, Großzügigkeit und Liebesfähigkeit; das alles sind Charakterstärken, die wir ebenfalls im Beruf wie im Privatleben benötigen. Manchmal sind sie schwieriger zu erkennen, und häufig scheuen wir uns auch, darüber zu sprechen.

Dieses Kunstexperiment besteht aus zwei Abschnitten:

1. Materialsammlung: Jeder sammelt Bilder, Fotos, Texte und Dokumente, welche die wesentlichen Talente und Stärken des Partners widerspiegeln.
2. Montage: Jeder beginnt seine Collage, indem er in die Mitte des Untergrundes aus Zeichenpapier oder Karton (DIN A3) ein Porträtfoto des Partners klebt. Dieses Foto bildet das Zentrum der Collage. Darum herum sollen Bilder und Dokumente aufgeklebt werden, die Talente

und Stärken des Partners illustrieren. Weil viele Talente und Stärken oft als selbstverständlich hingenommen werden, soll noch ein Wort oder ein kurzer Satz hinzugefügt werden.

Für die Materialsammlung kannst du dir zwanzig Minuten Zeit nehmen und für die Montage noch einmal so viel. (40 Min.)

(Die Partner sollen getrennt voneinander arbeiten, damit die fertigen Collagen nachher eine Überraschung für den anderen sind. Sie sind ein wertvolles Geschenk, das sorgsam gehütet werden soll.)

Lebensträume

Beziehungen entwickeln sich positiver und halten länger, wenn sie von einer Atmosphäre des Optimismus durchdrungen sind. Und unser Optimismus gedeiht besser, wenn wir uns häufig Träume über die Zukunft gestatten; wenn wir uns also vorstellen, unsere schönsten Träume würden Wirklichkeit. Dabei ist es wichtig, dass wir unser zukünftiges Glück ganz detailliert betrachten. Wir können nicht genau sagen, auf welche Weise Visualisierungen dazu beitragen, dass unsere Vorstellungen Wirklichkeit werden. Die Visualisierung aktiviert dieselben Teile unseres Gehirns, die aktiv werden, wenn wir die vorgestellten Aktionen tatsächlich durchführen. Darum benutzen so viele erfolgreiche Sportler die Technik der Imagination: Die mentale Übung ergänzt vorzüglich das physische Training. Außerdem bringt die Imagination Spaß und schenkt uns Durchhaltevermögen.

Partner sollten ihre Phantasien über die Zukunft gemeinsam entwickeln, damit keine unüberbrückbaren Differenzen entstehen. Gemeinsame Phantasien ermöglichen eine emotionale Synchronisation.

Hier fordern wir die Partner auf, ein Zukunftsszenario zu gestalten. Diese künstlerische Tätigkeit soll Spaß bringen und muss daher viel Raum für ganz unterschiedliche Visionen lassen. In der Phantasie muss Freiheit herrschen.

Jeder soll ein Porträtfoto von sich mitbringen und gegebenenfalls weiteres Material, das geeignet ist, die eigenen Träume zu illustrieren.

Anleitung

Heute möchte ich zu einem Kunstexperiment einladen, bei dem ihr euch auf euren Lebenstraum konzentrieren sollt. Das kann euch helfen, mit Optimismus in die Zukunft zu schauen und mutig auch Neues auszuprobieren.

Oft funktioniert unsere Kreativität besser, wenn wir vollständig entspannt sind und unserem Alltagsbewusstsein eine Pause gönnen. Mach es dir darum auf deinem Platz bequem, atme drei Mal aus und schließ die Augen.

Stell dir vor, dass du vor dir einen neuen Weg siehst, einen geheimen Weg, der sich hinab zum Ufer eines Flusses schlängelt... Entdecke diesen Weg und erkunde ihn... Schau dich um und bemerke, was du siehst, was du hörst, was du fühlst, während du diesem Weg folgst...

Mach am Ufer bitte Halt. Auf der anderen Seite des Flusses ist das Reich der Träume. Wenn du dahin kommst, kannst du deine Träume erforschen oder verändern… ganz, wie du willst… Du kannst dort von deinen Freunden lernen und mit Konkurrenten streiten… Beobachte, wie das Land deiner Träume auf der gegenüberliegenden Seite des Flusses sichtbar wird…

Atme nun einmal tief aus und geh in den Fluss hinein. Spüre das kühle Wasser an deinen Füßen, bemerke die Strömung und die kleinen Strudel im Wasser…

Hol noch einmal tief Luft, und wenn du ausatmest, geh weiter hinein in den Fluss… Spüre die Steine unter deinen Füßen und höre das Rauschen des Wassers…

Atme noch einmal tief ein, und wenn du ausatmest, setze deinen Fuß auf das andere Ufer und betritt das Land deiner Träume… Atme aus… Spüre den festen Boden unter deinen Füßen…

Jetzt bist du im Land deiner Träume. Lass dir so viel Zeit, wie du brauchst, um das Land deiner Träume zu erforschen. Wie wünschst du dir dein Leben in zehn Jahren?… Wo möchtest du leben?… Womit möchtest du dich beschäftigen?… Wen möchtest du lieben?… Mit wem willst du zusammenarbeiten?… Für wen möchtest du da sein?… Was möchtest du für die Gemeinschaft tun?…

Lass dir Zeit, einen Blick auf deine Hoffnungen zu werfen, auf deine Ideale, auf deine Utopien… (2 Min.)

Nun wird es Zeit, dass du das Land der Träume wieder verlässt. Du kannst jederzeit hierher zurückkehren, um deine Träume weiter zu erforschen und zu verändern. Bedank dich bei allen, die dir beim Träumen geholfen haben und sag ihnen Adieu. Geh langsam zurück an das Ufer des Flusses…

Hol drei Mal tief Luft und mach dann einige Schritte, um den Fluss wieder zu überqueren… Wate mit sicheren Schritten auf die andere Seite… Spüre die Steine unter deinen Füßen und höre und sieh das Wasser…

Folge dann wieder dem kleinen, gewundenen Weg und komm zurück an deinen Platz in diesem Raum. Reck und streck dich ein wenig und öffne in deinem Rhythmus die Augen…

Während du dir noch ein paar Augenblicke Zeit nimmst, dich neu zu orientieren, möchte ich dir erklären, was du gleich tun sollst:

1. Sammle Bilder, Fotos, Symbole und Texte, die wichtige Teile deines Traumes illustrieren. Nimm dir dazu eine Viertelstunde Zeit.
2. Arrangiere gemeinsam mit deinem Partner die einzelnen Bestandteile der Collage. Klebt an passenden Stellen eure Porträts auf das Trägerpapier und wechselt euch dann bitte ab, wenn ihr die einzelnen Elemente

eures Traumes ebenfalls aufklebt. Ihr dürft dabei miteinander sprechen. Am besten wird euch diese Arbeit gelingen, wenn jeder bereit ist, sich überraschen zu lassen. Dabei ist es absolut nicht notwendig, dass ihr gemeinsam Beschlüsse fasst und alles im Konsens tut. Hier geht es um Offenheit, Phantasie, Vielfalt und kreative Widersprüche. Aus einer solchen Mischung kann sich später das Glück entwickeln. (30 Min.)

Den Geist öffnen

Unser Optimismus sorgt dafür, dass wir unseren Geist öffnen können, dass wir aufgeschlossen sind für eigene und fremde Ideen, Gedanken, Gefühle, Wünsche und Befürchtungen. Wir sind dann eher in der Lage, unsere Vorurteile zu erkennen und zu relativieren und wir betrachten Unterschiede dann nicht als eine Bedrohung unserer Sicherheit.

Jedes Paar muss herausfinden, wie jeder dazu beitragen kann, dass eine gewisse geistige Offenheit zwischen ihnen erhalten bleibt oder entsteht. Ein wirksames Mittel ist das Training in Achtsamkeit, mit anderen Worten die Praxis der Meditation. Dabei hat sich herausgestellt, dass bereits eine kleine Investition große Wirkung hat: 90 Minuten in der Woche können eine erstaunliche geistige Öffnung bewirken.

Hier schlagen wir den Teilnehmern eine einfache, klassische Körperübung vor, eine «Berührungsmeditation».

Anleitung

Bei dem folgenden Kunstexperiment wird jeder ein anregendes Erlebnis haben, das anschließend in einem Bild verarbeitet werden soll.

Bitte entscheidet, wer A und wer B sein soll... A soll gleich die Augen schließen und die rechte Hand zu einer festen Faust ballen. Diese Faust soll erst später vom Partner in taktvoller Weise geöffnet werden. Damit das nicht allzu einfach ist, will ich A mit einigen Hinweisen helfen, die Faust möglichst fest zu schließen. Er kann sich dabei etwas Passendes aus den folgenden Gedanken aussuchen:

- Die Welt ist gefährlich.
- Ich bin schutzlos.
- Ich darf nichts von mir zeigen.
- Die Menschen sind gewalttätig.
- Man darf niemandem vertrauen.
- Sei vorsichtig! Du wirst doch nur ausgenutzt.
- Keiner soll wissen, dass ich nicht liebenswert bin.

Wahrscheinlich fallen dir selbst noch weitere Sprüche ein, die uns dazu auffordern uns abzuschließen.

B soll dem Partner ungefähr zwei Minuten Zeit geben, in den Gefühlszustand der Geschlossenheit hineinzugehen. Dann kann B das gute Werk der Vertrauensbildung beginnen. Dazu sind zwei Schritte nötig: Zuerst geht B in eine leicht Trance. Nimm dazu bitte eine bequeme Haltung ein.

Achte auf deinen Atem und spüre ihn in deinem Körper. Empfinde ganz deutlich, wo dein Atem in deinen Körper hineinströmt, welche Temperatur er hat, und wie er beim Ausatmen deinen Körper wieder verlässt… Vielleicht spürst du das an deiner Nasenspitze… Vielleicht empfindest du das hinten in der Nähe deiner Stimmbänder… Lass dir von deinem Atem helfen, dich ganz auf die Gegenwart zu konzentrieren… Außerdem kannst du deinen Geist beruhigen, indem du unhörbar die folgenden Wünsche aussprichst: Ich möchte ohne Angst sein… Ich möchte frei von Schmerzen sein… Ich möchte frei von Ärger sein… und frei von Rachegedanken…

Lass diese Wünsche in dein Bewusstsein einsinken und bemerke, wie dein Körper sich entspannt, wie deine Schultern und Arme locker werden. Bemerke auch, wie du im Innern Platz schaffst für freundliche und liebevolle Gefühle…

Und nun kannst du beginnen, behutsam, respektvoll, liebevoll und vor allem langsam die Hand deines Partners zu öffnen. Du musst dazu keine Kraft aufwenden. Finde einen anderen besseren Weg, was immer dir dazu geeignet erscheint. Bitte sprecht in dieser Situation nicht miteinander, sondern benutzt andere Mittel der Kommunikation… Wenn sich die Hand geöffnet hat, dann genießt eine kurze Pause. Nehmt ein Blatt Papier und drückt in einem Bild aus, was ihr erlebt habt… (5 Min.)

(Anschließend Rollenwechsel; der Gruppenleiter wiederholt die Hinweise.)

Die Reise des Paares

Wer eine langfristige Beziehung eingeht, der lässt sich auf ein Abenteuer ein. Kein Partner weiß, wohin die gemeinsame Reise gehen wird, an welchen Stellen des Weges Glück auf die Reisenden wartet und wo Krisen den Weg schwer machen werden. Die gemeinsame Reise wird leichter, wenn jeder Partner die Gemeinsamkeit des Unternehmens empfindet. Vielleicht bildet sich sogar so etwas wie ein «Geist der Beziehung», ein gemeinsamer Wille, in guten und in schlechten Zeiten zusammenzuhalten.

In diesem Kunstexperiment begegnet das Paar in der Phantasie einer weisen Person, mit der die eigene Situation konstruktiv besprochen werden kann. Diese weise Person verkörpert das gemeinsame Selbst der Beziehung. Wenn die Partner einander später ihre Bilder zeigen, dann kann eine positive Stimmung entstehen und ein Gefühl der Verbundenheit. Es ist nicht nötig, dass beide während dieser Phantasiereise dasselbe erleben, doch der Austausch kann ein Gefühl der Solidarität, des gegenseitigen Interesses und der Offenheit erzeugen.

Anleitung

Hier eine kurze Übersicht über die Schritte dieser Sitzung: Wir beginnen mit einer kurzen Entspannung, es folgt eine kurze Phantasiereise, die ihr beide gemeinsam unternehmt. Anschließend malt jeder getrennt vom anderen zwei Bilder und zum Schluss kommt ihr wieder zusammen, zeigt einander eure Bilder und tauscht euch aus.

Bereite dich in der gewohnten Weise auf diese innere Reise vor... Schließ die Augen... Achte auf deinen Atem und gestatte deinem Körper, deinem Gefühl und deinem Geist, zur Ruhe zu kommen.

Atme tief ein bis ganz unten in deinen Bauch... Dann atme gründlich aus... Lass alle Luft hinausströmen... Mach die Atempause zwischen zwei Atemzügen etwas länger als sonst und warte so lange, bis du wieder frische Luft brauchst.

Und wenn du das nächste Mal ausatmest, sollst du dabei hörbar seufzen. Lass deinen Seufzer so lang sein, bis du alle Luft ausgeatmest hast; du wirst sehen, dass danach ganz von selbst eine kleine Pause entsteht. In dieser Pause kannst du Ruhe, Stille und Freiheit von allen Gedanken des Alltags erleben.

Gestatte dir erst danach, wieder tief und ausführlich einzuatmen.

Und nun erlaube dir ein paar Seufzer. Du wirst bemerken, dass sich dein ganzer Körper dabei ungewöhnlich tief entspannt. Dies ist eine klassische Kurzmeditation, die du überall und jederzeit anwenden kannst. Besonders nach einer längeren Zeit des Sitzens bringt dich diese Atemtechnik in Schwung, und darüber hinaus schenkt sie dir eine Portion Optimismus.

Stell dir nun bitte vor, dass du mit deinem Partner auf einer Wiese stehst... Lass dir einen Augenblick Zeit, um dich umzusehen, um die Gerüche wahrzunehmen und all die Geräusche, die du hier in der Natur hören kannst... Achte darauf, was du dabei empfindest, wenn du gemeinsam mit deinem Partner auf dieser Wiese stehst... Bemerke, wie jeder von euch auf diese Situation reagiert... (1 Min.)

Wenn du dich auf der Wiese umschaust, kannst du einen kleinen Weg entdecken, der in ein Wäldchen führt und dann auf einen Berg in der Nähe. Folge diesem Weg bitte gemeinsam mit deinem Partner... Achte darauf, wie du dich bewegst, wie die Stimmung zwischen euch ist und wie der Weg aussieht...

Nach einer Weile möchtest du vielleicht eine kleine Pause machen und darüber nachdenken, wie sich die gemeinsame Wanderung bisher entwickelt hat... (1 Min.)

Entschließe dich nun, deine Wanderung fortzusetzen. Bemerke, dass du jetzt schon fast am Gipfel des Berges angekommen bist. Lass dir Zeit, dich umzusehen und stell dir vor, dass du mit deinem Partner ein paar Worte wechselst... Was habt ihr euch nach dieser gemeinsamen Anstrengung zu sagen?...

Nun kannst du in der Ferne ein kleines Gebäude erkennen. Dir wird plötzlich klar, dass hier mehrere sehr weise Personen leben, die dir viel über deine Partnerschaft zu sagen haben. Geh langsam auf das Gebäude zu und warte ab, ob sich jemand zeigt. Vielleicht kommen eine oder zwei Personen aus dem Gebäude heraus, um euch zu begrüßen... Vielleicht müsst ihr auch an die Tür klopfen, um zu sagen, dass ihr da seid...

Und wenn sich jemand zeigt, dann genieße die Ausstrahlung dieses Menschen: seine Freundlichkeit, seine Weisheit, sein Einfühlungsvermögen und seine Toleranz...

Ihr habt jetzt Gelegenheit zu einem aufschlussreichen Gespräch. Vielleicht möchtet ihr ein bestimmtes Thema vorschlagen und Fragen stellen. Es kann aber auch sein, dass die andere Seite das Gespräch eröffnet.

Lasst euch so viel Zeit, wie ihr braucht, um alle Fragen anzusprechen, die euch auf der Seele liegen... um noch mehr Fragen zu stellen... um Schwierigkeiten oder Unsicherheiten anzusprechen... Hier könnt ihr auch eure Gefühle ausdrücken. Diesen weisen Menschen ist nichts Menschliches fremd...

Wechselt euch beim Sprechen ab, damit jeder von euch ausreichend zu Wort kommt... (2 Min.)

Es kann sein, dass ihr ein Geschenk erhalten sollt... Vielleicht für euch beide gemeinsam... Vielleicht bekommt auch jeder von euch etwas Eigenes.... Was bekommt ihr und was könnt ihr damit anfangen?... (2 Min.)

Und nun wird es Zeit, dass ihr Abschied nehmt... Bedankt euch und hört vielleicht ein letztes Wort der Ermutigung... Wisst, dass ihr jederzeit hierher zurückkehren könnt, um Anregungen, frische Gedanken und seelische Unterstützung zu bekommen...

Auf dem Rückweg könnt ihr ein paar Minuten schweigend miteinander in Verbindung treten. Welche Gedanken, welche Bilder, welche Gefühle steigen in dir auf?... Haben sich deine Gefühle und deine Gedanken über den Partner verändert?... Möchtest du deinem Partner irgendetwas spontan mitteilen?...

Geht langsam den Weg zurück, den Berg hinunter, über die Wiese und von dort zurück in diesen Raum... Reck und streck dich ein wenig und atme einmal tief aus... Öffne dann in deinem eigenen Rhythmus die Augen...

Du sollst gleich zwei Bilder malen. Das eine Bild hat die Reise zu den weisen Personen zum Thema, das andere Bild das Geschenk, das ihr entweder gemeinsam und jeder für sich bekommen habt. Du hast fünfzehn Minuten Zeit, um beide Bilder zu malen. Arbeite an einem Platz, wo du nicht sehen kannst, was dein Partner malt. Erst wenn die Bilder fertig sind, kommt ihr zusammen, zeigt einander die Bilder und sprecht darüber, was ihr erlebt habt. (15 Min.)

Einfühlungsvermögen

Auf die Dauer kommen solche Partner besser miteinander aus, die in der Regel verstehen, was im anderen vorgeht, welche Gefühle und Gedanken sein Verhalten motivieren. Eine wichtige Voraussetzung für ein solches Einfühlungsvermögen ist Respekt, zwei weitere Offenheit und Neugier.

Anleitung

Mach es dir auf deinem Platz bequem und schließ die Augen. Atme einmal tief aus... Finde dann die Stellen in deinem Körper, wo du dich müde fühlst, angespannt oder irgendwie unbehaglich. Wenn du eine solche Stelle entdeckst, kannst du dir vorstellen, einen Teil deines Atems dort hinzuschicken. Dein Atem transportiert frische Energie an diese Stellen und sorgt dafür, dass Müdigkeit und Anspannung beim Ausatmen aus deinem Körper hinausfließen können... So unterstützt du deinen Körper und erfrischst deinen Geist... (1 Min.)

Stell dir vor – immer noch mit geschlossenen Augen –, dass dein Partner dir gegenübersteht. Stell dir weiter vor, dass er dich aufmerksam betrachtet. Was sieht dein Partner?... Welche Gedanken kommen ihm zu dir?... Welche Gefühle hat er für dich?...

Und stell dir weiter vor, dass dein Partner einen ernsthaften Versuch macht, unter die Oberfläche zu sehen und einen Blick auf den Grund deines Herzens zu werfen. Was kann dein Partner dort erkennen? Was versteht er von den Themen, die dich bewegen... von deinen Wünschen und Hoffnungen?...

Hast du das Gefühl, dass dein Partner dich in der letzten Zeit besser versteht als früher, und wie zeigt er dir, dass er dich versteht?...

Diese Fragen sind vielleicht nicht ganz leicht zu beantworten. Du musst dabei auf deine Intuition vertrauen, doch das ist eine gute Gelegenheit, euch gegenseitig nahezukommen.

Wenn du deine Augen wieder öffnest, sollst du gleich ein Bild von dir selbst malen. Das soll kein übliches Selbstporträt sein, sondern es soll zum Ausdruck bringen, wie dein Partner dich sieht, wenn er dich anschaut. Betrachte dich selbst mit den Augen des Partners. Stell dir dabei vor, dass es die Hand des Partners ist, die dieses Porträt von dir zeichnet. Und damit das besser funktioniert, benutze für dieses Bild deine nicht dominante Hand. Du hast dafür zehn Minuten Zeit.

Öffne nun bitte deine Augen, nimm dir ein Blatt Papier und Ölkreiden und such dir einen passenden Platz zum Arbeiten. (10 Min.)

Glückliche Momente

Paare werden auch durch die Erinnerung an die glücklichen Momente zusammengehalten, die sie gemeinsam erlebt haben. Diese Erinnerung erzeugt ein Gefühl der Dankbarkeit, der Vertrautheit und des Optimismus. Verbunden ist damit die Hoffnung, dass diese Glücksgeschichte in der Zukunft eine Verlängerung findet. In diesem Kunstexperiment sollen die Partner ein Geschenk für den anderen anfertigen. Jeder malt ein Bild, das eine Auswahl glücklicher Augenblicke zeigt, die beide gemeinsam erlebt haben.

Anleitung

Heute hast du Gelegenheit, ein Geschenk für deinen Partner zu kreieren, das diesen besonders berühren wird. Du sollst dieses Geschenk mit deinen eigenen Händen herstellen. Die wichtigsten Bestandteile hast du schon mitgebracht. Sie sind in deiner Erinnerung.

Nimm dir zwanzig Minuten Zeit, um ein Bild zu malen, in dem es um die glücklichen Augenblicke eurer gemeinsamen Geschichte geht. Erinnere dich, wann du mit deinem Partner das Leben besonders genießen konntest:

- Vielleicht fallen dir Situationen ein, in denen du den Wunsch hattest: Ich möchte, dass dieser Augenblick nie vergeht...
- Vielleicht fällt dir eine Situation ein, in der du das Gefühl hattest: Jetzt ist das eingetreten, was ich mir immer gewünscht habe...
- Vielleicht denkst du an einen Augenblick der Erleichterung, als ihr gemeinsam eine kritische Situation gemeistert hattet...
- Vielleicht wird die Erinnerung wach an schöne Augenblicke, die ihr gemeinsam genossen habt: in der Natur, bei einem Konzert oder durch die Liebe...

Bitte achte beim Malen darauf, dass du langsam arbeitest, damit die alten, positiven Gefühle wieder wach werden können. Male deshalb mit deiner nicht dominanten Hand.

Setz dich an einen Platz, wo dein Partner dich nicht sehen kann, denn dieses Bild soll nachher ein Überraschungsgeschenk für ihn sein. (20 Min.)

Liebeserklärung

Oft glauben wir, dass die Menschen, die uns nahestehen, von selbst wissen, was wir an ihnen schätzen. Wir gehen einfach davon aus, dass sie sich darüber im Klaren sind, wenn wir zufrieden oder glücklich mit ihnen sind. So geben wir uns keine Mühe, unsere positiven Empfindungen auszudrücken. Diese Haltung ist bedauerlich. Sie macht alle Beteiligten emotional ärmer. Jeder hat ein natürliches Bedürfnis danach, ausdrücklich und spezifisch anerkannt zu werden. Merkwürdigerweise fällt es den meisten Menschen sehr viel leichter, Kritik und Unzufriedenheit zu äußern. Darum wollen wir den Teilnehmern hier Gelegenheit geben, einander ihre Wertschätzung auszudrücken.

Für dieses Experiment werden einige Zeitschriften benötigt.

Anleitung

Ich weiß nicht, wann du deinem Partner die letzte Liebeserklärung gemacht hast. Vielleicht gehörst auch du zu den Menschen, die zurückhaltend sind, wenn es darum geht, ihre Begeisterung auszudrücken.

In diesem Kunstexperiment bist du aufgefordert, all die Dinge auszudrücken, die du an deinem Partner schätzt. Denn je häufiger du Positives ausdrückst, desto öfter bekommst du selbst ein ähnliches Echo. Die meisten Menschen entwickeln sich besser, wenn sie gut behandelt werden. Eine schlechte Behandlung erzeugt fast immer schlechte Reaktionen. Als Anregung zum Nachdenken hier einige Fragen:

- Was an deinem Partner findest du besonders amüsant und vergnüglich?
- Was an deinem Partner erfüllt dich mit Staunen, vielleicht mit einer gewissen Ehrfurcht?
- Wofür bist du deinem Partner dankbar?
- Was an deinem Partner erfüllt dich mit Hoffnung, Optimismus und Wagemut?
- Wann gelingt es deinem Partner, dich zu inspirieren und deine besten Seiten anzuregen?
- Auf welche Weise gelingt es deinem Partner, deine Neugier und dein Interesse zu wecken?
- Unter welchen Umständen versteht es dein Partner, in dir ein Gefühl der Zufriedenheit und des Wohlbehagens hervorzurufen?
- Wann weckt dein Partner in besonderer Weise das Gefühl der Nähe, des Vertrauens und der Liebe in dir?

- Womit kann dein Partner in dir Gefühle des Stolzes und der Selbstsicherheit erzeugen?
- Unter welchen Umständen schenkt dein Partner dir Gefühle der Heiterkeit und des inneren Friedens?

Lass nun alle diese Fragen in den Hintergrund deines Geistes treten, wenn du gleich Material für deine Collage aussuchst. Schneide Bilder, Symbole und Fotos aus. Du kannst dir eine Viertelstunde Zeit nehmen, um das Baumaterial für deine Liebeserklärung zu sammeln. Anschließend hast du noch einmal eine Viertelstunde Zeit für die Gestaltung der Collage. Klebe an irgendeiner Stelle das Bild deines Partners auf und verteile darum herum all die Dinge, die du an ihm schätzt. Versieh deine Bilder mit kurzen Kommentaren, etwa in der Art: Ich schätze deine Großzügigkeit… Ich bin begeistert von der Art, wie du Saxofon spielst.

Wenn du genügend Zeit hast und dich gern in Worten ausdrückst, dann kannst du auf ein zweites Blatt Papier deine Liebeserklärung als Gedicht schreiben. Ein paar Zeilen, die sich nicht reimen müssen, die aber das sagen, was in deiner Collage angelegt ist… (30 Min.)

Ich kann – du kannst

Paare, die in eine Krise geraten, neigen häufig zu pessimistischen Erklärungen wie z. B.:

- Mein Partner kann sich nicht ändern!
- Diese Beziehung ist nicht zu retten!
- Es ist alles umsonst!

Fast immer sind diese Aussagen unzutreffend. Paare können sich viel Kummer ersparen, wenn sie von Anfang an damit rechnen, dass beide sich in der Beziehung ändern können und ändern werden. Und wer langsam erscheint, wird nicht unbedingt als Letzter das Ziel erreichen. Darum fordern wir die Teilnehmer hier auf, sich vorzustellen, was für ein Mensch der eigene Partner in fünf Jahren (oder in zehn Jahren) sein wird.

Neben dem Zeichenmaterial werden einige Zeitschriften benötigt.

Anleitung

Bei diesem Kunstexperiment arbeiten die Partner getrennt voneinander.

Male bitte zwei Bilder von deinem Partner. Das erste Bild soll deinen Partner so zeigen, wie er heute ist, mit all seinen Stärken, Talenten, Neigungen und Hoffnungen. Natürlich brauchst du auch seine Schwächen und Defizite nicht zu übergehen.

Das zweite Bild soll deinen Partner zeigen, wie er in fünf Jahren sein wird. Mit all dem, was gleichgeblieben ist und was sich verändert hat.

Skizziere jedes Mal auch die Umgebung, in der dein Partner jeweils lebt und sich bewegt. So wird dein Bild aussagekräftiger.

Zu einem Teil kann dein Bild aus einer Zeichnung bestehen, zu einem anderen Teil können Fotos und andere Illustrationen dazukommen, die du aus Zeitschriften ausschneidest. Entscheide selbst, was dich am meisten anregt. Du hast für jedes Bild eine Viertelstunde Zeit… (30 Min.)

Sündenbock

Manche Paare verstricken sich leicht in Machtkämpfe oder sie spielen Detektiv: Wer hat angefangen? Wer hat Schuld? – In Beziehungen führt jedoch die Suche nach den Ursachen und dem Schuldigen meist nicht zu einer Lösung des Problems. Wer möchte schon als Angeklagter dastehen? In den meisten Fällen kommen Paare besser miteinander aus, wenn sie es lernen, ihren Schwierigkeiten mit Humor zu begegnen. Humor funktioniert jedoch nur, wenn beide Parteien lachen können.

In diesem Kunstexperiment wollen wir deshalb einen Sündenbock erschaffen, der beide Partner entlastet. Das Paar kann das Bild des Sündenbocks mitnehmen und an einer unübersehbaren Stelle der gemeinsamen Wohnung aufhängen.

Anleitung

Normalerweise stehen wir zu dem, was wir tun. Und wenn wir einen Fehler gemacht haben, werden wir das nicht verheimlichen. Doch es gibt immer wieder Fälle, die scheinbar sehr viel komplizierter sind. Wenn es zu einer Spannung in der Beziehung kommt oder zu einem Streit, dann sagen wir manchmal: Es ist nicht meine Schuld, dass es zu diesem Streit kam. Wir haben das Bedürfnis, alle Verantwortung von uns zu weisen. Vielleicht fühlen wir uns gerade schwach, einfallslos und/oder schutzbedürftig. In solchen Situationen hilft ein Sündenbock. Wir können dann sagen: XY ist an allem schuld!

Ein solcher Sündenbock kann in vielen Fällen entlasten. Wenn wir ihn anrufen, haben wir die Chance, mit einem Schmunzeln den Ernst der Situation aufzulösen. Doch damit der Sündenbock seine Funktion erfüllen kann, müssen wir ihn zum Leben erwecken und ihm einen Namen geben.

Ihr sollt gleich gemeinsam ein großes Bild von eurem persönlichen Sündenbock entwerfen, also von dem, der «angefangen» hat, der «Schuld» hat, der «die Stimmung verdorben» hat… usw.

Überlegt gleichzeitig, welchen Namen ihr eurem Sündenbock geben wollt. Wenn ihr das tut, habt ihr später die Möglichkeit, ihn in Auseinandersetzungen zu zitieren. Auf diese Weise könnt ihr für eine Pause sorgen, die eine weitere Eskalation verhindert. Lasst euch zwanzig Minuten Zeit für die Entwicklung eures ganz persönlichen Sündenbocks. (20 Min.)

Zorn

Der Paartherapeut John Gottman weist seine Klienten regelmäßig darauf hin, dass auf fünf freundliche Interaktionen eines Paares nur eine negative kommen sollte. Die positiven Interaktionen stärken das Selbstwertgefühl der Partner und ihre Bereitschaft, sich Kritik gelassen anzuhören.

Früher wurden die Klienten oftmals ermutigt, schon ihrem kleinsten Ärger in der Beziehung temperamentvoll Luft zu machen. Man übersah, dass wir alle ein gutes Gedächtnis für Verletzungen haben. Viele Beziehungen wurden durch diese Praxis nicht lebendiger, sondern brüchiger. Heute sind wir deshalb etwas zurückhaltender bei unseren Empfehlungen, Ärger und Aggression auszudrücken. Wir wissen, dass die zornige Person selbst ein hohes Maß an Stress erlebt, ganz zu schweigen von dem attackierten Partner.

Es empfiehlt sich, emotionale Störungen rechtzeitig mitzuteilen, ehe daraus heftiger Zorn geworden ist. Außerdem ist es hilfreich, wenn wir unsere Partner nicht für unsere schlechte Stimmung verantwortlich machen. Letzten Endes drückt sich im Zorn unsere eigene Hilflosigkeit und Einfallslosigkeit aus. So gesehen können wir in unserem Zorn auch die Aufforderung an uns selbst sehen, kreativer und weiser zu werden.

In diesem Experiment können die Partner in einer ruhigen Atmosphäre an zwei Collagen arbeiten und ein typisches Zorn-Erleben darstellen.

Anleitung

Wir wollen uns heute mit einem wichtigen Gefühl beschäftigen, dessen Wurzeln weit in die Vergangenheit zurückreichen. Ich spreche vom Zorn. Zornige Reaktionen kommen bei jedem von uns vor. Ursprünglich sollten sie unseren Vorfahren helfen, sich zu verteidigen, wenn ihr Überleben bedroht war. Die Natur hat dafür gesorgt, dass die Zornreaktion fest in uns verankert ist. Daher sollten wir uns fragen: Wie kann ich meinen eigenen Zorn und den anderer bemerken und wie kann ich zivilisiert und konstruktiv mit diesem Zorn umgehen, damit es nicht zu einer Kettenreaktion und zu einem emotionalen Gau kommt?

Zum Glück haben wir in unserem Gehirn wirksame Partien, die uns helfen können, den unkontrollierten und gefährlichen Ausdruck von Zorn zu vermeiden. In der Partnerschaft ist es hilfreich, wenn beide eine gemeinsame Zorn-Philosophie entwickeln. Dann können sie dafür sorgen, dass aus ihrem Zorn keine unüberbrückbaren Distanzen entstehen.

Dieses Kunstexperiment hat zwei Teile: Im ersten Teil malt jeder zwei Bilder zu den Themen «Mein Zorn» und «Dein Zorn». Wenn ihr wollt, könnt ihr auch zwei Collagen anfertigen. Während die Bilder entstehen, sollt ihr getrennt voneinander arbeiten. Im zweiten Teil kommt ihr zusammen und sprecht über eure Bilder. Das ist eine wunderbare Gelegenheit, etwas Neues über den Partner herauszufinden.

Als Anregung für eure Arbeit hier ein paar Fragen:

- Wie äußert sich mein Zorn?
- Welche Symptome spüre ich im Körper, wenn ich zornig bin?
- Welche typischen Gedanken begleiten meinen Zorn?
- Was löst ihn typischerweise aus?
- Wie lange hält mein Zorn an?
- Was unternehme ich, um meinen Zorn zu kontrollieren?
- Wie reagiert mein Partner auf meinen Zorn?
- Habe ich in dieser Beziehung genügend Einfluss?
- Bin ich bereit, meinen Partner/meine Partnerin als gleichberechtigte Person zu behandeln…

Verehrung

Eine gute Beziehung kommt nicht ohne wechselseitige Verehrung aus. Verehrung ist jedoch im Privatleben leider selten. Ohne fundiertes Selbstbewusstsein ist es sehr schwer, andere zu verehren. Doch wir können die Kunst der Verehrung neu entdecken. Wir alle kennen Personen – Musiker, Schauspieler, bedeutende Maler, Philosophen oder Schriftsteller – die wir verehren. Diese Haltung strahlt auf uns zurück und sorgt dafür, dass wir uns auch selbst gut fühlen.

Jeder Teilnehmer benötigt eine einfache Pappschachtel, die ca. 10 cm Seitenlänge haben und 2 cm hoch sein soll.

Anleitung

Wenn wir uns verlieben, dann erleben wir einen ganzen Regenbogen farbiger Gefühle. Zu diesen Gefühlen gehört bei den meisten Verliebten auch eine gewisse Verehrung. Auch wenn wir das vielleicht nie so gesehen haben, steht am Anfang einer Beziehung der Respekt vor dem Geheimnis des anderen. Die andere Person verkörpert etwas Einzigartiges, etwas Wertvolles. Indem wir den anderen verehren, spüren wir in ihm die Präsenz des Zeitlosen, ein Geheimnis, das wir schwer mit Worten ausdrücken können.

Das Gefühl der Verehrung sollte von Zeit zu Zeit in unseren Beziehungen wiederbelebt werden. Ihr könnt euch heute in der Kunst der Verehrung üben. Dazu sollt ihr Folgendes tun: Dekoriert die Schachtel als Gefäß eurer Verehrung für den Partner. Danach sollt ihr in die Schachtel irgendetwas hineintun, das eure Verehrung in passender Weise ausdrückt. Das können verschiedene Dinge sein, z.B. ein Liebesbrief, ein Versprechen, ein gemaltes Symbol oder auch irgendein Objekt, das eine Botschaft enthält. Es steht euch völlig frei, was ihr in die Schachtel hineinlegt. Der Inhalt wird ein Geheimnis bleiben, denn euer Partner soll diese Schachtel nicht öffnen. Verschließt sie also gut. Später könnt ihr euch darüber unterhalten, wie ihr mit diesem Geheimnis verfahren wollt.

Arbeitet bitte getrennt voneinander. Nehmt euch für die Herstellung eures Kunstobjekts eine halbe Stunde Zeit.

Anschließend übergebt ihr einander eure Geschenke und tauscht euch darüber aus, was ihr bei der Herstellung erlebt habt. (30 Min.)

Eifersucht

Eifersucht kann sehr unangenehm sein und Beziehungen tief beschädigen. Jeder von uns hat seinen persönlichen Stil, was Eifersucht betrifft, und in einer langfristigen Beziehung ist es wichtig, dass die Partner über ihre gegenseitigen Eifersuchtsprofile Bescheid wissen.

Anleitung

Jeder von uns kennt das Gefühl von Eifersucht. Als kleine Kinder reagierten wir eifersüchtig, wenn wir glaubten, dass unsere Geschwister mehr bekamen als wir. Wir empfinden Eifersucht, wenn wir mit Personen konkurrieren, die wir für stärker, klüger, wohlhabender oder anziehender halten als uns selbst. In der Partnerschaft ist Eifersucht oft unbegründet. Häufig ist sie eine ängstliche Projektion eigener, verleugneter Wünsche. Das beste Mittel gegen Eifersucht ist es, wenn wir den eigenen Schatten gut kennen. Doch es fällt uns fast immer schwer anzuerkennen, dass wir vergänglich sind, äußerst empfindlich und darauf angewiesen, dass andere uns unsere Schwächen und Fehler vergeben.

Eifersucht kann sich zu einem Dämon entwickeln, wenn sie nicht genügend Beachtung findet. Wenn wir sie dagegen als ein normales Gefühl betrachten, das genauso viel Respekt verlangt wie alle anderen Gefühle, dann können wir manche Krise vermeiden. Eine gute Möglichkeit besteht darin, dass wir unserer Eifersucht durch ein Bild Beachtung schenken.

Nimm dir ein Blatt Papier und eine Schachtel mit Ölkreiden oder Filzstiften. Schließ bitte einen Augenblick die Augen, atme drei Mal tief aus und gestatte dir eine Minute tiefer Entspannung... (1 Min.)

Wähle nun eine Farbe aus und fang an, deine ganz persönliche Vorstellung von Eifersucht zu zeichnen. Bitte verzichte darauf, gleich zu Beginn irgendein bekanntes Symbol auszuwählen. Fang spontan an und zeichne weniger mit dem Kopf, sondern überlass es Hand und Herz, sich auszudrücken...

Vielleicht ist es sogar gut, wenn du mit deiner nicht dominanten Hand arbeitest. Und wenn du gern ein paar Worte schreiben willst, dann kannst du das tun. Du hast für diese kleine Skizze fünf Minuten Zeit... (5 Min.)

Wenn dein Bild der Eifersucht fertig ist, nimm ein neues Blatt und eine andere Farbe und fang an, deine Gefühle darzustellen, die du in deinem Körper, in deinem Herzen und in deinem Kopf spürst, wenn du eifersüchtig bist. Zeichne ganz spontan, ohne darüber nachzudenken, was du damit ausdrücken möchtest. Auch hierfür kannst du dir fünf Minuten Zeit nehmen… (5 Min.)

Nimm dir nun ein drittes Blatt Papier und leg es zusammen mit einer Schachtel Ölkreiden vor dich hin. Atme drei Mal tief aus und geh dann in der Erinnerung zurück in eine Situation, wo du besonders heftig unter Eifersucht gelitten hast, weil du glaubtest

- dass dein Partner sich für jemand anderen interessierte, der dir attraktiver und tüchtiger schien als du selbst;
- dass dein Partner mehr Aufmerksamkeit bekam als du;
- dass dein Partner eine Affäre angefangen hatte;
- dass dein Partner seine Ursprungsfamilie oder seine Kinder mehr liebte als dich.

Zeichne diese Situation. Skizziere, was damals geschah, welche Spuren dieses Ereignis bei dir hinterlassen hat und wie du es verarbeitet hast. Lass dir für dieses Bild eine Viertelstunde Zeit… (15 Min.)

(Anschließend kommen die Partner zusammen und werten ihre Bilder gemeinsam aus.)

Bedingungslose Liebe

Wir möchten bedingungslos geliebt werden, etwa so, wie wir als kleines Kind die Liebe unserer Mutter empfunden haben. Andererseits neigen die meisten Erwachsenen dazu, ihre Liebe an Bedingungen zu knüpfen, und wenn diese nicht erfüllt werden, ist ihre erste Reaktion der Liebesentzug.

Für die meisten von uns ist es schwer, bedingungslos zu lieben. Denn dann müssen wir darauf verzichten, das Objekt unserer Liebe zu beurteilen und zu vergleichen. Nur dann lieben und respektieren wir ohne Einschränkung. Das bedeutet natürlich nicht, dass wir alle Aktionen der geliebten Person billigen, doch unser Gefühl für sie bleibt davon unberührt. Diese Haltung der bedingungslosen Liebe erleichtert es uns, uns einzufühlen und sie macht es uns möglich, uns selbst und anderen zu vergeben.

Es liegt auf der Hand, dass jede langfristige Beziehung Bedarf hat an bedingungsloser Liebe. Jeder verändert sich, jeder macht Fehler, jeder enttäuscht den Partner; bedingungslose Liebe ist ein emotionaler Stabilitätspakt, der die Überraschungen des Lebens erträglich macht. In diesem Kunstexperiment lenken wir die Aufmerksamkeit der Teilnehmer auf die Bedingungen, die wir oft an das Geschenk unserer Liebe knüpfen.

Anleitung

In der Liebe gelten besondere Spielregeln. Wenn ich großzügig und ohne Berechnung liebe, dann steigt meine Chance auf Glück, denn ich erspare mir auf diese Weise Enttäuschungen, Ärger und Rachegedanken und komplizierte Vergleiche, wer mehr gibt, wer der Stärkere ist usw.

Bedingungslose Liebe lernen wir manchmal erst spät im Leben, und wir erleben das dann oft als eine große Erleichterung.

Ich möchte euch Gelegenheit geben, die Konsequenzen bedingungsloser Liebe näher zu untersuchen.

Mach es dir auf deinem Platz bequem und schließ die Augen. Atme drei Mal tief aus und gestatte deinem Körper und deinem Geist, mit jedem Atemzug entspannter und ruhiger zu werden.

Nun stell dir all die wichtigen Menschen aus deinem Leben vor, deine Eltern, Geschwister, Kinder, Lehrer, Freunde, Geliebte usw. Stell dir vor, dass jeder von ihnen vor dir steht und dass du dann sagst: «Ich liebe dich ohne Bedingungen... Ich akzeptiere dich so, wie du bist... Ich verzichte darauf, dich zu beurteilen oder zu vergleichen.»

Achte bitte darauf, wie du dich fühlst, wenn du das sagst.

Wenn du auf eine Person stößt, der du diese Worte nicht mit vollständiger Aufrichtigkeit sagen kannst, dann mach dir klar, an welche Bedingungen du deine Liebe knüpfst. Erkläre dann der Person, welche deiner Erwartungen sie enttäuscht hat:

- Du hättest mehr Zeit für mich haben müssen…
- Du hättest mich nicht kritisieren dürfen…
- Du hättest nicht so viel flirten dürfen…
- Du hättest mir mehr Beachtung schenken müssen…
- Du liest die falschen Bücher…
- Du rauchst zu viel…
- Du hast zu wenig Ehrgeiz…

Stell dich jedes Mal, wenn du einen Kritikpunkt vorgetragen hast, an den Platz der anderen Person. Versuche zu verstehen, warum der andere so wenig Zeit für dich hatte, warum er dich kritisiert hat, warum er so viel geflirtet hat… usw. Was ging im Leben des anderen damals vor? Womit hatte die andere Person selbst zu kämpfen?…

Lass dir für diese Konfrontation zehn Minuten Zeit… (10 Min.)

Komm nun bitte zum Schluss und wende deine ganze Aufmerksamkeit dir selbst zu. Versuche dir selbst aufrichtig zu vergeben, indem du sagst: «Anna, ich vergebe dir, dass…» Nenne dann einen der Vorwürfe, den du dir selbst machst. Sprich dann weiter: «Ich möchte diese Bedingung zurückziehen. Ich möchte dich ohne Bedingungen lieben und dich so akzeptieren, wie du bist.» (3 Min.)

Jetzt sollt ihr gemeinsam eine Collage anfertigen oder ein Bild malen mit euren persönlichen Assoziationen zu diesem Thema. An welchen Stellen würde «bedingungslose Liebe» eure Partnerschaft bereichern und jeden von euch glücklicher machen? (30-45 Min.)

Respekt

Paarbeziehungen können nur dann wirklich gut funktionieren, wenn beide das Gefühl haben, dass sie vom anderen respektiert werden. Leider kommt es in sehr vielen Beziehungen im Laufe der Zeit zu einem Mangel an gegenseitigem Respekt. Wir lernen uns immer besser kennen, mit all unseren Fehlern und Schwächen, und das führt oft dazu, dass wir die Seiten des Partners, die uns zu Beginn mit Bewunderung und Respekt erfüllt haben, aus dem Blick verlieren. Damit schwächen wir die Beziehung. Wo zu wenig Respekt und gegenseitige Achtung ist, entsteht zwangsläufig Frustration, Enttäuschung und der Wunsch nach Vergeltung. Wir alle neigen leider dazu, dass wir das Positive für selbstverständlich halten und unsere Enttäuschungen für Naturkatastrophen.

Anleitung

In den meisten Beziehungen herrscht ein Defizit in punkto gegenseitiger Anerkennung. Wir strengen uns an und haben gleichzeitig das Gefühl, dass wir von unserem Partner nicht richtig gesehen werden bzw. dass er unsere Stärken nicht genügend anerkennt.

Ich möchte euch zu einem Kunstexperiment einladen, das es euch gestattet, die Achtung für euren Partner konzentriert auszudrücken. Jeder von euch soll zwei Bilder malen: Das erste Bild soll all das zeigen, was ihr an eurem Partner besonders schätzt, Qualitäten, Charakterstärken und Talente, die ihn auszeichnen. Bringt in diesem Bild auch zum Ausdruck, wie sehr ihr den Partner bewundert und wie dankbar ihr dafür seid, dass er in eurem Leben eine so wichtige Rolle spielt.

Das zweite Bild sollt ihr aus einer ganz anderen Perspektive gestalten. Hier geht es darum, was der Partner für andere und für die Welt leistet, in seinem Beruf, durch ehrenamtliche oder politische Tätigkeit, durch seine kulturelle Kreativität o. Ä.

Lasst euch für beide Bilder eine halbe Stunde Zeit.

Nachher sollt ihr euch gegenseitig diese Bilder erläutern und sie dann dem Partner zum Geschenk machen. (30 Min.)

Danke!

Dankbarkeit gehört zu den Fundamenten jeder langfristigen Beziehung. Wir zeigen den Teilnehmern hier eine Atemmeditation, die sie täglich praktizieren können. Auf diese Weise können sie zu einer positiven Atmosphäre in der Beziehung beitragen. Außerdem reduziert diese einfache Meditation das gesamte Stresserleben im Alltag.

Anschließend laden wir die Teilnehmer zu einem ungewöhnlichen Kunstexperiment ein, bei dem Wort und Bild miteinander verwoben werden.

Anleitung

Ich möchte dir heute eine praktische Möglichkeit zeigen, wie du mit ganz einfachen Mitteln etwas für die Atmosphäre in deiner Beziehung und für deine Gesundheit tun kannst. Dabei spielt es keine Rolle, wo du gerade bist und was dich gerade beschäftigt. Du brauchst lediglich drei Minuten, in denen du dich geistig und emotional auf deinen Partner konzentrierst.

Du kannst diese Meditation einmal täglich praktizieren. Beginne damit, dass du dich auf deinen Atem konzentrierst und beim Ausatmen alle verbrauchte Luft sanft aus deinem Körper hinausfließen lässt.

Halte deinen Rücken ganz gerade, lass die Schultern herabfallen und die Muskulatur deines Bauches weich und entspannt werden.

Gestatte dir nun mindestens drei tiefe Atemzüge, die du noch angenehmer machen kannst, wenn du beim Ausatmen leise seufzt.

Wenn du dann weiteratmest, lass ein Bild deines Partners vor dir auftauchen, und vielleicht möchtest du dabei kurz die Augen schließen. Sieh deinen Partner vor dir, wie er für dich da ist, oder sieh ihn in einer Situation, wo er sich von seiner besten Seite zeigt.

Während du das Bild deines Partners betrachtest, empfinde Zärtlichkeit und Liebe und sage ihm im Stillen: «Ich danke dir!»

Und während du fünf Mal ausatmest, stell dir vor, dass du deinen Atem zu deinem Partner schickst und ihn mit deiner Dankbarkeit berührst. Kehre dann bitte zu deinem alltäglichen Atem zurück und wende dich deiner normalen Aktivität wieder zu.

Du kannst diese Meditation als Einleitung für die nächste Aktivität benutzen. Nimm dir bitte ein Blatt Papier und schreibe oben auf die Seite nur ein einziges Stichwort: «Danke!» Darunter kannst du einen ganz einfachen Text schreiben, in dem du dem Partner mitteilst, wofür du ihm dankbar bist. Lass jede Zeile mit demselben Wort beginnen, nämlich mit

«Danke». Du kannst dann etwas anschließen, was dir passend erscheint: Danke, dass du mir zuhörst... Danke für deine Geduld usw.

Wenn du das Gefühl hast, dass du deinen Dank genügend ausgedrückt hast, kannst du anfangen, den Text zu illustrieren oder zu dekorieren. Gib deinen Worten einen schönen Rahmen, der deinem Partner zeigt, wie wertvoll er für dich ist. Lass dir für dieses Projekt eine halbe Stunde Zeit. (30 Min.)

Drei Fragen

Hier verwenden wir eine einfache psychologische Technik, die der Japaner Yoshimoto Ishina entwickelt hat. Es handelt sich dabei um eine buddhistisch inspirierte Selbsterforschung, mit der wir Klarheit über unsere Beziehung erhalten können. Wir erinnern uns daran, dass in jeder Beziehung eine gewisse wechselseitige Abhängigkeit besteht und dass und deshalb ein wenig Bescheidenheit guttut. In einer ersten Frage überlegen wir uns, was wir von unserem Partner bekommen und in einer zweiten Frage ziehen wir Bilanz, was wir selbst geben. Die dritte Frage ist für unser westliches Verständnis eher ungewöhnlich: Wir fragen uns, welche Probleme wir unserem Partner bereitet haben. Dies ist ein gutes Gegengewicht zu unserer Tendenz, recht zu behalten, besser abzuschneiden und auf irgendeine Weise zu gewinnen. Diese Frage erzieht uns zu einer Erforschung unserer eigenen Fehler und Versäumnisse und damit zu etwas Demut.

Alle drei Fragen lassen sich sehr schön durch Bilder beantworten. Sie hören sich einfach an, doch wenn ein Paar sich dieser Selbsterforschung stellt, kommen ausnahmslos wichtige Dinge ins Spiel.

Anleitung

Ich möchte dir eine Methode zeigen, wie du mit einfachen Mitteln den Zustand deiner Beziehung erforschen kannst. Wenn du dich etwa alle sechs Monate mit deinem Partner zusammensetzt und diese Methode praktizierst, dann wird es euch beiden leichter fallen, gut miteinander auszukommen.

Nimm dir bitte drei Bögen Papier und eine Schachtel mit Ölkreiden. Schreibe auf das erste Blatt die Frage:

- Was bekomme ich von meinem Partner?

  Schreibe auf das zweite Blatt:
- Was gebe ich meinem Partner?

  Und auf das dritte Blatt schreibe:
- Welchen Kummer und welche Schwierigkeiten habe ich meinem Partner bereitet?

Bitte beantworte jede Frage mit einem Bild. Du hast eine halbe Stunde Zeit, um diese drei Bilder herzustellen. Dann habt ihr Gelegenheit, über die Bilder zu sprechen und jeder soll am Ende dem anderen die von ihm gemalten Bilder schenken. (30 Min.)

Telepathie

Auch wenn wir uns darüber im Klaren sind, dass unsere Partner frei entscheiden, was sie uns geben oder vorenthalten wollen, so haben wir doch gelegentlich den Wunsch, sie in unserem Sinne zu beeinflussen. Wir möchten zumindest, dass sie unsere Wünsche kennen und wohlwollend berücksichtigen.

In diesem Experiment arbeiten wir mit «weißer Magie».

Anleitung

In dieser Sitzung kannst du etwas über weiße Magie lernen, die vielleicht deshalb so wirksam ist, weil sie darauf verzichtet, Druck auszuüben, anzuklagen oder Schuldgefühle zu verursachen.

Bei dieser Methode ist es wichtig, dass es ein Geheimnis bleibt, worum gebeten wird. Wir wenden uns an das Unbewusste des Partners und nicht an sein Tagesbewusstsein. In manchen Fällen ist das der bessere Weg, weil wir vom Unbewussten besser verstanden werden.

Die Methode gehört zu den ungewöhnlichen Verschreibungen der Schamanen auf Hawaii. Sie ist sehr wirksam und muss deshalb verantwortungsvoll eingesetzt werden.

Wir gehen in zwei Schritten vor:

1. Schritt: Konzentriere dich auf einen wichtigen Wunsch, den du an deinen Partner hast und den du ihm gegenüber nicht direkt äußern kannst oder willst.

Der Wunsch soll einfach zu kommunizieren sein und positiv formuliert werden. Achte darauf, welche Gefühle diesen Wunsch begleiten: Ich bin etwas aufgeregt... Ich bin sehnsüchtig... Oder: Ich freue mich darauf, dass du mir diesen vielleicht Wunsch erfüllen wirst...

Bitte drücke deinen Wunsch in einem kleinen, symbolischen Bild aus. Dein Partner soll dieses Bild nicht zu Gesicht bekommen. Du sollst es zusammenfalten und in der nächsten Zeit bei dir tragen... (15 Min.)

(Die Partner arbeiten an getrennten Plätzen, damit keiner von beiden sieht, was der andere malt.)

2. Schritt: Wenn dein Partner schläft, sollst du mit ihm sprechen, und zwar so, dass er dich nicht bewusst hören kann. Du wendest dich dann sozusagen an sein drittes Ohr, das Tag und Nacht offen ist. Vielleicht schläft dein Partner neben dir im selben Bett, vielleicht ist er durch viele Kilometer von dir getrennt. Räumliche Distanz spielt bei dieser telepathischen Kommunikation jedoch keine Rolle.

Erzähle deinem Partner liebevoll, was du von ihm willst. Sag ihm, was du fühlst und was du dir erhoffst. Vermeide dabei jede Art von Erpressung oder Drohung. Vertraue darauf, dass diese Art der Kommunikation auch im Schlaf das Herz des anderen erreicht. Und sei dir bewusst, das der Partner in diesem Zustand sensitiver und verletzlicher ist und dass er weniger Barrieren aufbauen kann als im wachen Zustand.

Wenn du deine Bitte vorgetragen hast, kannst du dich beruhigt selbst zur Ruhe begeben.

Sei darauf vorbereitet, dass du deine telepathische Bitte möglicherweise wiederholen musst.

5 | Gruppendynamische Experimente

Ich in der Gruppe

Dies ist eine ganz einfache Aktivität für den Beginn einer Gruppe. Sie gibt dem Einzelnen Gelegenheit, Gefühle und Gedanken, Befürchtungen und Hoffnungen auszudrücken. So können sich die Teilnehmer gegenseitig beschnuppern und sich ein Bild davon machen, welche Persönlichkeiten in der Gruppe zusammengekommen sind. Die Malaufgabe ist vollständig offen. Sie sollte als Einladung formuliert werden.

Anleitung

Ich werde gleich einen großen Bogen Papier in der Mitte des Kreises auf den Boden legen. Dieses Blatt soll unsere Gruppe repräsentieren.

Gleich werdet ihr alle Gelegenheit haben, euch auf dem leeren Bogen einzutragen.

Nimm dir einen Augenblick Zeit, um herauszufinden, wie du dich im Augenblick hier in der Gruppe fühlst. Bemerke deine Stimmung... Achte auf Signale, die dein Körper dir gibt... Beobachte auch Gedanken und Erinnerungen, die dir durch den Kopf gehen... Und dann finde bitte irgendein Symbol, das ausdrückt, wie du deine Situation gerade erlebst. Wenn dir ein solches Symbol eingefallen ist, zeichne es irgendwo auf das Papier am Boden. Und wenn sich dort bereits mehrere Symbole befinden, musst du dir überlegen, an welcher Stelle du dein Symbol einzeichnen möchtest... näher zur Mitte, näher zum Rand... näher an ein bereits vorhandenes Symbol... oder weiter weg von einem bestimmten Symbol...

Lasst uns beim Zeichnen der Symbole schweigen. Und schaut aufmerksam zu, wie ein Symbol nach dem anderen seinen Platz findet. Damit das möglich ist, soll immer nur jeweils eine Person ihr Symbol zeichnen...

Entscheide dich für eine Farbe, mit der du dich ausdrücken möchtest. Die Schachtel mit Ölkreiden steht am Boden bereit...

(Anschließend erläutert einer nach dem anderen sein gewähltes Symbol und die Position, für die er sich entschieden hat.)

Ein sympathischer Lehrer

Dieses Kunstexperiment gibt den Teilnehmern indirekt Gelegenheit, Wünsche und Erwartungen an den Gruppenleiter zum Ausdruck zu bringen. Und der Gruppenleiter kann seinerseits zwanglos über sein Selbstverständnis und über seine spezielle Philosophie des Lernens sprechen. Alle gemeinsam können sich dann darüber klar werden, in welchen Situationen sie selbst als «Lehrer» ihrer Kinder, ihrer Mitarbeiter oder Klienten gefragt sind.

Lehrer benötigen viele Qualitäten, um gute Katalysatoren fürs Lernen zu sein. Vor allem brauchen sie Neugier und eine nicht versiegende Lust am eigenen Lernen.

Dieses Experiment passt sehr gut an den Anfang einer Gruppe, weil es hilft, Standards für anspruchsvolles Lernen zu formulieren.

Anleitung

Mach es dir auf deinem Platz bequem und achte darauf, dass dein Rücken ganz gerade ist. Wenn es für dich angenehm ist, dann kannst du die Augen schließen und deine Aufmerksamkeit auf deinen Atem konzentrieren, der kühl und erfrischend durch deine Nase hereinströmt. Lass deinen Geist dabei zur Ruhe kommen, während du darauf achtest, wie sich Brust und Bauch heben und senken. Es ist vollkommen ausreichend, wenn du spürst, was mit deinem Atem geschieht...

Geh nun in der Erinnerung weit zurück in jene Zeit, als du noch zur Schule gingst. Erinnere dich an einen Lehrer, den du damals mochtest... Welche Eigenschaften hast du an diesem Menschen geschätzt?... Welches waren seine wichtigsten Qualitäten?... War dieser Mensch neugierig?... War er liebevoll?... Verfügte er über Humor?...

Lass irgendein Bild in dir aufsteigen, das durch diese Erinnerung geweckt wird... Vielleicht ist es das Bild eines freundlichen Menschen, vielleicht ist es ein Symbol des Lernens, vielleicht siehst du dich in irgendeiner Situation selbst als Lehrer...

Und wenn du so weit bist, öffne einfach wieder die Augen, nimm dir ein Blatt Papier und passende Farben und male dieses Bild... (10 Min.)

(Anschließend zeigt jeder sein Bild und erläutert es.)

Inspiration

Hier hat die Gruppe Gelegenheit, zusammenzuwachsen und mehr über die einzelnen Teilnehmer zu erfahren. Das Thema bietet auch dem Gruppenleiter eine gute Möglichkeit, sich zu beteiligen.

Inspiration ist nicht nur für künstlerische Berufe notwendig. Immer wenn wir neue Wege gehen müssen, wenn wir neue Lösungen finden oder neue Fragen stellen wollen, sind wir auf Inspiration angewiesen. Unsere Inspiration gibt uns die Energie, uns an Schwieriges heranzuwagen. Außerdem schenkt sie uns die Überzeugung, dass wir damit einen Beitrag leisten, die Welt zu verbessern oder zu retten. Eine wesentliche Quelle der Inspiration sind die Menschen, mit denen wir es zu tun haben. Wenn wir beobachten, dass sie über sich hinauswachsen, dass sie etwas schaffen, was wir für unmöglich gehalten haben, wenn sie sich selbstlos verhalten, wenn sie die eigenen Interessen zurückstellen und sich zum Wohle anderer anstrengen. In solchen Augenblicken zerstreuen sich unsere Unsicherheit und unsere Zweifel, und wir fühlen uns angeregt, optimistisch und bereit, über unsere alltäglichen Grenzen hinauszuwachsen.

Anleitung

Setzt euch im Kreis zusammen. Nehmt euch ein Blatt Papier und ein paar Ölkreiden. Denkt an Situationen und an Menschen, die euch inspiriert haben. Jeder von uns hat inspirierende Erlebnisse, die ihn vorantreiben und motivieren. Inspiration brauchen wir, wenn wir über die Grenzen des Gewohnten hinausgehen, wenn wir jene Kräfte und Stärken entfalten wollen, deren Existenz wir vorher vielleicht nur geahnt haben.

Lass dir Situationen einfallen, in denen du eine solche Inspiration gespürt hast, oder denke an Zeiten in deinem Leben, in denen du dir Inspiration gewünscht hast. Nimm dir eine passende Farbe und skizziere die eine oder andere Szene der Inspiration. Es ist ganz gleich, ob du dich dabei konkret-realistisch oder abstrakt-symbolisch ausdrückst. Lass dir zehn Minuten Zeit für deine Skizze. Anschließend werden wir einander unsere Bilder zeigen. (10 Min.)

Schnellporträts

Dieses Experiment eignet sich gut für Gruppen von acht bis zehn Teilnehmern. Dabei wird viel Energie frei und es entsteht ein intensiver Kontakt. Gleichzeitig üben die Gruppenmitglieder, sich auf den Augenblick zu konzentrieren und auf ihre Ressourcen zu verlassen. Bewusst wird darauf verzichtet, eigene und fremde Arbeiten zu beurteilen. Die hier angestrebte Geschwindigkeit wird dadurch erträglich, dass jeder sich bereit erklärt, Überraschungen zuzulassen.

Das Projekt passt gut in die Anfangsphase einer Gruppe, wenn die Teilnehmer experimentierlustig und kontaktfreudig sind.

Anleitung

Nimm dir bitte für jedes Gruppenmitglied ein Blatt Papier. Du sollst gleich von jedem (dich selbst ausgenommen) ein schnelles Porträt zeichnen. Du kannst dabei Techniken anwenden, wie sie bei Cartoons oder Karikaturen üblich sind.

Wahrscheinlich wirst du bemerken, dass dir einige Porträts leichter von der Hand gehen als andere. Stell das einfach fest und lass es auf sich beruhen. Während du zeichnest, kann sich dein Unbewusstes mit der interessanten Frage beschäftigen: Was gibt es im Inneren dieses Kopfes, in diesem Gehirn, das ich für mich gebrauchen kann?

Wenn alle Porträts gezeichnet sind, sollen sie datiert und signiert werden, und am Ende werden wir sie feierlich den dargestellten Gruppenmitgliedern überreichen. Dann kann jeder mit einem kleinen Stapel von Porträts aus der Sitzung gehen und das Gefühl haben, ausführlich gewürdigt worden zu sein.

Für das Zeichnen können wir uns eine halbe Stunde Zeit nehmen... (30 Min.)

Kreativität

Als Kinder erhalten wir selten die Botschaft von den Erwachsenen, dass unsere Kreativität geschätzt wird. Viel häufiger hören wir Warnungen oder Verbote, die unsere Neugier einschränken. Darum entwickeln viele ein schwaches inneres Bild der eigenen schöpferischen Kräfte.

Kreativität ist keine feste, genetisch fixierte Größe, die man entweder mitbekommen hat oder nicht. Unser Gehirn kann jederzeit damit beginnen, sein kreatives Potenzial weiterzuentwickeln. Zu den Voraussetzungen gehört ein «sozialer» Faktor, der gern übersehen wird. Kreativität entwickelt sich besser, wenn wir positive Beziehungen unterhalten und unsere Fähigkeit zur Empathie trainieren.

In dieser Kunstaktivität geht es also darum, in einer Kleingruppe gemeinsam schöpferisch zu arbeiten.

Anleitung

Bitte kommt zu viert oder zu fünft zusammen und setzt euch um einen Tisch. Ihr sollt schnell zu einem Kreativteam werden, das auch schwierige Aufgaben bewältigen kann. Nehmt euch fünf Minuten Zeit, um einen passenden Namen für euer Team zu finden... (5 Min.)

Entwerft jetzt gemeinsam ein Bild der Lebenslust. Entscheidet selbst, womit ihr arbeiten wollt: mit Ölkreiden, Filzstiften, Acrylfarben oder mit Material für Collagen.

Dieses Bild soll ein Geschenk sein für einen Menschen, der unter einem Defizit an Lebensfreude leidet. Ihr könnt dabei miteinander reden. Ihr habt dreißig Minuten Zeit... (30 Min.)

(Erst wenn die Bilder fertiggestellt sind, widmen sich die Kleingruppen dem zweiten Teil der Aufgabe. Jede Gruppe entscheidet sich für eine real existierende Person, die sich über dieses Geschenk freuen würde. Das Bild soll umgehend mit der Post zugeschickt werden.)

Geheimnis-Leporello

Kunsttherapeutische Experimente haben das Ziel, uns die Gelegenheit zu freiem, unkonventionellem und intensivem Ausdruck zu verschaffen. Das ist nur möglich, wenn wir uns öffnen.

Offenheit ist auch eine wichtige Voraussetzung für gute persönliche und berufliche Beziehungen. Dieses Experiment gibt uns Gelegenheit, mit Offenheit zu experimentieren und die damit verbundenen Risiken ins Auge zu fassen.

Anleitung

Bitte kommt zu zweit zusammen und setzt euch einander an einem Tisch gegenüber. Nehmt euch ein Blatt Papier und faltet es zwei Mal quer, sodass ein Leporello mit drei Abschnitten entsteht.

Denkt nun bitte an drei unterschiedlich schutzbedürftige Geheimnisse, die ihr habt:

- Bei dem ersten Geheimnis geht es um etwas, was nicht jeder wissen soll;
- bei dem zweiten Geheimnis geht es um etwas, was nur Menschen wissen sollen, denen ihr vertraut;
- bei dem dritten Geheimnis handelt es sich um etwas, das niemand erfahren soll.

Bitte zeichnet zu jedem Geheimnis ein kleines Bild und beginnt im obersten Abschnitt mit dem ersten…

Wenn ihr die drei Bilder gezeichnet habt, dann faltet das Leporello zusammen… (15 Min.)

Ihr könnt nun miteinander sprechen. In der ersten Runde sollt ihr keines eurer Geheimnisse lüften. Sagt dem Partner einfach, wie es euch mit jedem Geheimnis geht, und wie er vermutlich reagieren würde, wenn er es erführe… (15 Min.)

In der zweiten Runde könnt ihr entscheiden, ob ihr eines oder mehrere eurer Geheimnisse aufdecken wollt… (10 Min.)

Expressive Skulptur

Es ist wichtig, dass die Teilnehmer einer Gruppe einander in regelmäßigen Abständen mitteilen, wie es ihnen gerade geht. Ein solcher «Lagebericht» zeigt allen Beteiligten, in welcher Situation die Gruppe steckt. Er stärkt den Gruppengeist und das Zusammengehörigkeitsgefühl. Man könnte auch sagen, dass es sich um ein einfaches Gruppenritual zur Integration handelt. Hier wählen wir eine Feedbackmethode aus dem Improvisationstheater.

Anleitung

Jeder aus der Gruppe soll gleich kurz und knapp darstellen, wie seine Stimmung ist bzw. was ihm auf der Seele liegt.

Wir alle werden uns im Kreis aufstellen. Immer einer wird dann in die Mitte treten und sich in eine ausdrucksstarke Skulptur verwandeln. Stell dich als Statue so hin, dass deine Stimmung und deine Gedanken übertrieben deutlich werden. Wenn du die passende Haltung gefunden hast, sagst du einfach: «Fertig.» Dann kann irgendein Mitglied aus dem Kreis versuchen, mit ein, zwei Sätzen das zu beschreiben, was du mit deinem Körper zeigst. Wenn irgendetwas nicht verstanden wurde, dann korrigiere oder ergänze bitte die Interpretation.

Drei Tiere

Dieses Kunstexperiment gibt Gelegenheit, die Prozesse von Anziehung und Abstoßung zu untersuchen, die in allen Gruppen stattfinden. Menschen, die uns anziehen oder abstoßen, bekommen in der Regel von uns bestimmte Qualitäten zugeschrieben. Unabhängig davon, wie zutreffend wir andere Menschen beschreiben, basieren unsere Einschätzungen immer auf unseren eigenen Qualitäten (Projektion). Was wir bewundern, das haben wir in der Regel im Ansatz ebenfalls, und was wir ablehnen oder fürchten, das ist uns selbst – wenn wir ehrlich sind – nicht fremd.

Hier hat jeder Gelegenheit, auf spielerische Weise den eigenen Projektionen auf die Schliche zu kommen.

Anleitung

Nimm dir bitte drei Bögen Papier und einige Farben, mit denen du dich gern ausdrückst. Schau dich zunächst im Raum um und finde ohne zu sprechen heraus, welche Person im Augenblick für dich am anziehendsten ist. Zu wem fühlst du dich am stärksten hingezogen? Du musst das übrigens zu keiner Zeit verraten… (1 Min.)

Nun schließ bitte die Augen und lass anstelle dieser Person ein Tier vor deinem geistigen Auge auftauchen, ein Tier, das in irgendeiner Weise einen Aspekt dieser Person verkörpert… Öffne dann die Augen wieder und fertige eine schnelle Skizze dieses Tieres an… (2 Min.)

Denk nun einen Augenblick über das Tier nach. Welche Eigenschaft verbindest du mit diesem Tier? Wie dicht würdest du an dieses Tier herangehen? Wie würde das Tier auf deine Annäherung reagieren? Und die letzte Frage (sie ist besonders spannend): Wieweit verfügst du selbst über die Qualitäten dieses Tieres?… (2 Min.)

Schau dich nun wieder um und finde jemanden in der Gruppe, der dir Angst macht. Wenn du eine solche Person entdeckt hast, schließ wieder die Augen und warte, dass sie sich ebenfalls in ein Tier verwandelt. Wenn du das Tier vor dir siehst, öffne die Augen und skizziere es…

Um welche Eigenschaften geht es diesmal? Kommen sie dir vertraut vor?… (2 Min.)

Und nun sieh dich noch einmal im Raum um und finde jemanden, der vielleicht mit einer gewissen Vorsicht oder Ängstlichkeit auf dich reagiert. Verwandle auch diese Person in der Phantasie in ein Tier und fertige eine Skizze von ihm an… (2 Min.)

Selbstbild – Fremdbild

Die meisten Menschen haben von Zeit zu Zeit ein Interesse daran zu erfahren, wie sie von anderen gesehen werden. Dadurch, dass hier auf psychologische Begriffe verzichtet wird, kann ein frisches und originelles Feedback zustande kommen. Die Aufgabe erfordert einen gewissen zeitlichen Aufwand, bringt jedoch viele Einsichten und Anregungen.

Anleitung

Die ganze Gruppe teilt sich in zwei Untergruppen, wobei es sinnvoll ist, wenn Teilnehmer zusammenkommen, die einander gern näher kennenlernen möchten. Wenn die Instruktionen gegeben sind, trennen sich die Kleingruppen und arbeiten für die Dauer von ca. 90 Minuten in getrennten Räumen. (90 Min.)

Jede Untergruppe hat die Aufgabe, ein Bild der gesamten Gruppe zu zeichnen, auf dem jedes Gruppenmitglied dargestellt ist. Die Personen sollen nicht fotorealistisch dargestellt werden, sondern symbolisch, also z.B. als Tier, als Gebäude, als Fahrzeug, als mythologische Figur, als abstraktes Gebilde.

Wenn die Bilder fertiggestellt sind, kommen beide Gruppen nach einer kurzen Pause zusammen. Nacheinander setzt sich jede Gruppe ca. zwanzig bis dreißig Minuten um das Bild herum, das die andere Gruppe gezeichnet hat, und versucht herauszufinden, wer mit welchem Symbol gemeint ist. Die Gruppe, die gezeichnet hat, hilft, eine korrekte Zuordnung vorzunehmen. (20-30 Min.)

Bei größeren Gruppen brauchen Sie entsprechend mehr Zeit. Die Teilnehmer lieben dieses Experiment.

Stolz

Stolz ist eine wichtige Haltung, bei der es um die Werte geht, an die wir glauben. Wenn ich etwas tue, was meinen wichtigsten Werten entspricht, dann bin ich stolz darauf. Unser Stolz hängt eng damit zusammen, dass wir unsere eigenen Maßstäbe beachten. Es geht dabei weniger darum, andere zu übertreffen oder ihnen überlegen zu sein. Diese Art von Konkurrenzstolz führt eher dazu, dass wir uns isolieren und ein Gefühl der Unsicherheit entwickeln.

In diesem schönen Kunstexperiment erinnern sich die Teilnehmer an eine Situation, in der sie begründeten Stolz erlebt haben, der ihnen auch heute noch ein gutes Gefühl gibt.

Anleitung

Wenn du heute deine Autobiografie schreiben würdest oder wenn ein Film über dich und dein Leben gedreht werden sollte, welche Situation in deinem Leben ragt heraus, weil sie dich mit berechtigtem Stolz erfüllt? Was hast du damals getan? Welche Schwierigkeiten hast du überwunden? Welche Charakterstärken hast du gezeigt? Und welche Talente konntest du nutzen?...

Nimm ein Blatt Papier und zeichne ein Bild von diesem Ereignis und von dieser Situation. Genieße im Rückblick beim Zeichnen noch einmal das, was du getan, gesagt oder geschaffen hast. Lass dir eine Viertelstunde Zeit für dein Bild... (15 Min.)

Keine falsche Bescheidenheit

Ein besonderer Effekt tritt ein, wenn eine ganze Gruppe gleichzeitig zum Ausdruck bringt, dass jeder mit sich zufrieden ist, wenn also die Stärken eines jeden Teilnehmers dargestellt werden.

Zu diesem Zweck wird ein Flipchart benötigt oder ein großer Bogen Packpapier. Die Gruppe versammelt sich um einen Tisch oder das Papier wird an einer Wand aufgehängt.

Anleitung

Jeder von uns ist im Leben oft genug kritisiert worden und wir alle haben sicher zu selten positive Rückmeldung bekommen. Darum wollen wir uns gleich das Recht herausnehmen, uns selbst zu bestätigen. Überlegt einen Augenblick, worauf ihr stolz seid:

- Was hast du geschaffen?
- Was kannst du gut?
- Welches sind die starken Seiten deines Charakters?
- Hast du irgendwelche ungewöhnlichen Dinge erreicht?
- Womit bist du selbst besonders zufrieden?
- Worum wirst du von anderen beneidet?

Wir wollen alle gleichzeitig beginnen, Symbole zu zeichnen, die das zeigen, worauf wir stolz sind. Diese Symbole können kreuz und quer auf das Papier gesetzt werden – je mehr, desto besser. Natürlich kannst du dich auch ab und zu mit Worten ausdrücken, wenn dir gerade kein passendes Bild einfällt… (10 Min.)

Ein Haus zeichnen

Hier steht die gemeinsame Aktion im Mittelpunkt. Vier bis fünf Teilnehmer sollen zusammen zeichnen, ohne dabei zu sprechen. So können sie sich ganz auf ihre Kooperation konzentrieren und üben, die Initiativen der anderen zu unterstützen, sich überraschen zu lassen und auf die vielen Veränderungen einzustellen, zu denen es im Lauf des Arbeitsprozesses kommt. Wenn die Teilnehmer sich darauf einlassen können, entsteht eine freundliche, kreative Atmosphäre. Jeder erlebt, dass er produktiv sein kann und gleichzeitig den Schutz der Gruppe genießt.

Für dieses Experiment eignen sich auch eine Reihe anderer Themen:

- eine Maschine,
- ein Zoo,
- ein Garten oder Park,
- ein Bühnenbild,
- ein Kinoplakat,
- ein Jahrmarkt,
- eine Forschungsstation im ewigen Eis,
- eine Forschungsstation auf dem Mond.

Anleitung

Bitte kommt zu viert oder zu fünft zusammen. Setzt euch um einen Tisch und nehmt euch einen großen Bogen Papier. Außerdem braucht jeder von euch eine Ölkreide oder einen Filzstift. Wählt euch eine Farbe, die ihr mögt. Jede Farbe soll nur einmal in eurer Kleingruppe vorkommen. Das hilft uns später, eure Spuren zu verfolgen. Gleich sollt ihr, ohne zu planen und ohne miteinander zu sprechen, ein Haus zeichnen. Ihr habt dafür eine halbe Stunde Zeit.

Euer Haus wird ganz langsam wachsen, und wahrscheinlich kann sich zu Beginn niemand so recht vorstellen, wie das fertige Haus einmal aussehen wird. Das Interessanteste bei dieser Art des Vorgehens besteht darin, dass es bis zum Schluss immer wieder Überraschungen gibt. (30 Min.)

Positives Feedback

Wir lernen besser, wenn wir nicht von Angst und Unsicherheit belastet sind, wenn wir improvisieren können, wenn wir Fehler machen und ab und zu etwas vollständig Neues ausprobieren dürfen.

Zu einer positiven Atmosphäre gehören positive Rückmeldungen. Ich gewinne an Sicherheit, wenn ich von den anderen in der Gruppe beachtet werde, wenn diese in mir ein produktives Mitglied sehen.

Dieses kunsttherapeutische Experiment unterstützt einen ruhigen Arbeitsprozess. Das Plakat, das dabei entsteht, kann später mit nach Hause genommen werden. Es dient dann der Wiederbelebung der positiven Gefühle.

Anleitung

Setzt euch bitte im Kreis zusammen und bereitet euch auf das nächste Experiment vor. Jeder soll nun ein großes Selbstbild von sich anfertigen, von Kopf bis Fuß. Am besten benutzt ihr einen Bogen Flipchartpapier oder ein vergleichbar großes Stück Papier von der Rolle. Bitte zeichnet kein Strichmännchen, sondern berücksichtigt alle Details, die für euer Erscheinungsbild wichtig sind... (10 Min.)

In dieser Sitzung wollen wir uns darauf konzentrieren, einander positives Feedback zu geben, dieses Feedback anzunehmen und zu genießen. Wir werden dabei folgendermaßen vorgehen:

- Je ein Bild soll in der Mitte auf dem Boden liegen;
- immer ein Gruppenmitglied geht zu dem Bild hin und schreibt oder zeichnet einen positiven Kommentar darauf.

Diese Kommentare sollen ausdrücken, was euch besonders an der Person gefällt bzw. was euch aufgefallen ist: Welche Stärken und welche Talente hat diese Person? Was gefällt mir an ihrem Äußeren, an ihrem Charisma? Womit hat mich diese Person schon einmal beeindruckt? Hat sie mich irgendwann einmal positiv überrascht? Gibt es irgendwelche Ähnlichkeiten oder Gegensätze zwischen mir und dieser Person?

Ihr könnt eure Kommentare in Worten auf das Blatt schreiben, ihr könnt aber auch Bilder und Symbole verwenden.

Solange der Prozess läuft, soll derjenige, um dessen Bild es geht, schweigen. Erst wenn das Feedback abgeschlossen ist, kann er die einzelnen Rückmeldungen kommentieren.

Streicheleinheiten

In der Sprache der Transaktionsanalyse bekommen die Teilnehmer in dieser Übung «Streicheleinheiten», die ihnen versichern: Du bist okay, du bist liebenswert, wir freuen uns, dass du da bist.

Das sehr einfache Experiment sollte zur Kultur jeder Gruppe gehören. Mit kleinem Aufwand wird viel erreicht. Die Teilnehmern erleben, dass sie in ihrer Gruppe beachtet und geschätzt werden.

Anleitung

Bitte setzt euch im Kreis zusammen. Nehmt euch jeder ein Stück Papier. Schreibt euren Namen in eine Ecke, und zeichnet dann über die ganze Fläche den Umriss eines Behälters: eine Kiste, einen Karton oder einen Sack. Die Wände des Behälters sollen durchsichtig sein.

Dieses Papier soll gleich im Kreis herumwandern und von Person zu Person gehen. Wer ein solches Papier bekommt, liest den Namen und denkt dann einen Moment über die Person nach. Schließlich zeichnet er ein symbolisches Geschenk in den Behälter. Verzichtet bitte auf Worte. Das Geschenk soll etwas sein, was der Empfänger schätzen kann, was ihn erfreut, was sein Leben bereichert, was seine Chance erhöht, glücklich zu sein.

Wer sein symbolisches Geschenk gezeichnet hat, gibt das Papier weiter. Die Papiere sollen im Uhrzeigersinn herumwandern. Am Ende kommt jedes Papier zu seinem «Eigentümer» zurück. Dieser kann sich ganz zum Schluss noch selbst ein symbolisches Geschenk darauf zeichnen.

Wenn jeder sein Papier wieder in Händen hat, sollen alle nacheinander ihre Geschenke vorzeigen und kommentieren. Die Geber können sagen, was sie mit ihrem Geschenk gemeint haben bzw. wie sie darauf gekommen sind.

Im Verlauf dieses Experimentes kann jeder innerlich mitverfolgen, was geschieht, wenn wir einander mit unserer Aufmerksamkeit beschenken, mit unserem Einfühlungsvermögen, mit unserer Herzlichkeit, mit unserer Phantasie und ab und zu mit unserem Humor. (45-60 Min.)

Wenn Buddha malen würde

Hier geht es darum, eine möglichst weitgehende geistige Offenheit zu üben. Normalerweise ist unser Kopf voller Ideen und Erwartungen, voller Urteile und Vorurteile. All das kann unsere Fähigkeit einschränken, offen zu sein für Experimente und mit anderen gemeinsam etwas zu schaffen.

Hier laden wir die Teilnehmer dazu ein, sich auf den Augenblick einzustellen und alles, was geschieht, zu akzeptieren – die eigenen Einfälle und die der anderen. Jeder kann dabei die sinnliche Qualität des Augenblicks genießen:

- das Gefühl der Wachsmalstifte in der Hand,
- den Anblick der Farbe,
- den Geruch von Papier und Malstift,
- die Bewegungen der Hände, ihr Gleiten über das Papier.

Wenn jemand dieses Erlebnis besonders vertiefen möchte, kann er noch einen Schritt weitergehen und mit der nicht dominanten Hand arbeiten. Das begünstigt eine milde, kreative Trance.

Die Gruppe sollte für dieses Experiment nicht zu groß sein, sonst sollte sie geteilt werden. Acht bis zehn Teilnehmer sind optimal. Sie sitzen am besten um einen Tisch herum. Es kann auch am Boden gearbeitet werden, wenn dieser dafür geeignet ist.

Das Papier soll etwa 150 x 150 cm groß sein.

Anleitung

Dieses Experiment trägt den Namen: «Wenn Buddha malen würde.» Was bedeutet das? Wir nehmen an, Buddha wäre ein Verfechter von künstlerischer Improvisation und Kooperation. Das heißt, wenn wir «wie Buddha malen», sind wir vollständig offen; wir sind bereit, Impulse zu geben und fremde Impulse zu akzeptieren; wir arbeiten ohne Plan und ohne Werturteile; wir konzentrieren uns auf das Hier und Jetzt; wir genießen das Wechselspiel mit den malenden Freunden und freuen uns an den Farben und den Bewegungen der Körper.

Das Bild, das ihr gleich malen werdet, hat kein vorgegebenes Thema. Es wird eine Überraschung für jeden von uns sein. Jeder beginnt mit einer eigenen Farbe. Wer will, kann während der Arbeit seine Farbe mit einem anderen Gruppenmitglied tauschen.

Während des ganzen Prozesses gilt die alte Klosterregel: «Schweigen.» Die gesamte Verständigung läuft über andere Kanäle.

Diese Vorgehensweise bringt einen wichtigen Sinneskanal ins Spiel – unsere Intuition. Wenn wir uns feinfühlig aufeinander einstellen, dann ist es uns möglich, auch ohne Worte eine Ahnung dafür zu entwickeln, was sich die anderen in der Gruppe wünschen, was sie erhoffen oder befürchten.

Die Zeit soll nicht zu knapp bemessen sein. Ich schlage vor, dass ihr euch auf dreißig Minuten einstellt, mit der Option, um zehn Minuten zu verlängern. (30-40 Min.)

Einer nach dem anderen

Dieses Experiment ist der Improvisation gewidmet, der Offenheit und der Bereitschaft, andere zu akzeptieren. Dabei hat es keinen Sinn, wenn wir versuchen, Pläne zu machen und diese durchzusetzen, sondern jeder muss sich darauf einstellen, was von den anderen Gruppenmitgliedern kommt und welche eigenen Einfälle dann geboren werden.

Wenn die Teilnehmer sich mit Lust und Liebe aufeinander einstellen, entsteht eine schöne Atmosphäre mit einer wohltuenden Balance zwischen individueller Initiative und der Geborgenheit im Team.

Die Gruppe benötigt einen großen Bogen Papier (DIN A1) und eine Schachtel mit Ölkreiden.

Anleitung

Bei diesem Experiment gilt eine eiserne Regel: Es darf nur jeweils einer aktiv sein. Außerdem soll bei der Arbeit nicht gesprochen werden. Einer von uns fängt an und alle anderen schauen zu. Dann gibt es zwei Möglichkeiten: Wer eine Weile gezeichnet hat, stoppt selbst und ein anderer aus der Gruppe kann weitermachen; oder irgendjemand aus der Gruppe ruft: «Stopp» und sichert sich damit das Recht, selbst weiterzumachen. Die Reihenfolge, in der gearbeitet wird, ist völlig frei. Wir müssen uns irgendwie einigen. Genauso offen ist die Thematik und der ästhetische Stil, in dem gezeichnet wird. Es gibt keine Vorgaben, kein Richtig oder Falsch. Wir alle sind aufgefordert zu improvisieren und wir werden hoffentlich Spaß miteinander haben.

Nach höchstens dreißig Minuten werden wir das Experiment beenden. Doch wir haben auch die Möglichkeit, vorher Schluss zu machen, nämlich dann, wenn jemand aus der Gruppe sagt: «Dieses Bild ist jetzt fertig.» (30 Min.)

Solidarität

Manchmal gibt es in einer Gruppe Angehörige von Minderheiten, die das Bedürfnis haben, sich zu artikulieren. (Das können z.B. die Alleinerziehenden sein, alle, die sich für Pessimisten halten oder auch solche Teilnehmer, die sich aus sprachlichen, ethnischen oder politischen Gründen in der Minderheit fühlen.) Alle Betroffenen können dann in die Mitte gehen und gemeinsam ein Poster gestalten, das auf ihre Situation hinweist, ein Poster, mit dem sie ihre Verbundenheit feiern oder sich dafür bedanken, dass sie in der Gruppe respektiert werden.

Während die Angehörigen der «Minderheiten» im Fishbowl an ihrem Poster arbeitet, sitzen die übrigen Teilnehmer an der Peripherie und schauen zu. Sie bekommen anschließend Gelegenheit, auf die Aktion zu reagieren.

Anleitung

Auf den ersten Blick wirken Gruppen häufig monolithisch, doch wenn wir genauer hinschauen, können wir verschiedene Schichten entdecken, unterirdische Quellen, erloschene Vulkane, Inseln, die aus dem Meer ragen, Kontinente, die sich aufeinander zu bewegen oder auseinanderdriften.

Von besonderer Bedeutung scheint mir die Lage von Minderheiten zu sein, wobei es davon viele Varianten geben kann. In einer Gruppe müssen wir uns immer fragen: Gibt es eine Minderheit, die sich unbehaglich fühlt, die zu wenig Beachtung findet, die nicht ausreichend gewürdigt wird, die sich vielleicht heimatlos oder zu wenig einflussreich fühlt? Darum möchte ich jetzt zu einem besonderen Kunstexperiment einladen: Ich werde ein Flipchart in die Mitte legen und alle einladen, sich darum herum zu setzen, wenn sie gelegentlich oder häufig das Gefühl haben, hier zu einer Minderheit zu gehören.

Bitte geht in die Mitte und benutzt die Zeit, um ein gemeinsames Poster zum Thema «Minderheiten» herzustellen. Ihr könnt miteinander reden und das Poster gemeinsam anfertigen. Es soll darüber Aufschluss geben, wie es euch als Minderheit in dieser Gruppe geht, was ihr euch wünscht bzw. was ihr nicht möchtet.

(Die Arbeitszeit richtet sich nach der Anzahl der Teilnehmer im Fishbowl.)

Neubeginn

Dieses Kunstexperiment ist ideal für Momente, wenn im Leben der Teilnehmer oder im Leben der Gruppe eine Zäsur stattfindet: Etwas Altes geht zu Ende, etwas Neues beginnt. Das ist z. B. der Fall, wenn das neue Jahr anfängt (unser Beispiel), wenn die Sommerferien beginnen, wenn ein Feiertag bevorsteht, wenn eine Gruppe zu Ende geht. Dann bietet diese Methode eine Möglichkeit, die damit verbundenen emotionalen und praktischen Auswirkungen auf die Teilnehmer ans Licht zu bringen.

Damit die Bilder eine gewisse Tiefe bekommen, sollte der Gruppenleiter mit einer gründlichen Entspannung starten.

Anleitung

Mach es dir bitte auf deinem Platz bequem und stell deine Füße flach auf den Boden. Halte deinen Rücken ganz gerade und lass deine Hände eine Lage finden, in der sie sich locker und behaglich fühlen.

Wenn es für dich passend ist, kannst du deine Augen jetzt schließen... dann ist es leichter für dich, auf deinen Atem zu achten, wenn er durch deine Nase in deinen Körper strömt... Und auch dein Geist kann zur Ruhe kommen, wenn er sich auf dieses körperliche Empfinden konzentriert. Die hereinströmende Luft bringt dir Kühlung und macht Brust und Bauch weit. Du musst am Rhythmus deines Atems und an seiner Tiefe nichts verändern. Bemerke einfach, wie sich Brust und Bauch heben und senken... Allmählich wird dein Geist dann einen Platz finden, wo er ausruhen und gleichzeitig deinem Atem nahe sein kann...

Geh nun mit deiner Aufmerksamkeit ganz nach innen und warte ab, welches Bild sich als Erstes einstellt, wenn ich jetzt sage: «Das neue Jahr beginnt...» (2 Min.)

Wenn du bereit bist, kannst du nun in deinem eigenen Rhythmus die Augen öffnen und das Bild auf einen Bogen Papier malen, realistisch, symbolisch oder abstrakt, ganz wie du es möchtest... Lass dir dafür sieben Minuten Zeit... (7 Min.)

(Anschließend zeigt jeder sein Bild und spricht ein paar Minuten über seine Assoziationen.)

Tier oder Pflanze

Diese Bildtechnik hat Ähnlichkeit mit einer Ultraschallaufnahme des Körpers. Im Handumdrehen öffnet sich der Blick auf die tieferen Schichten der Persönlichkeit, auf zum Teil unbewusste Gefühle und Vorstellungen. Das ist für alle Beteiligten aufschlussreich, für den einzelnen Teilnehmer wie für die Mitglieder der gesamten Gruppe.

Anleitung

Mach es dir bitte auf deinem Platz bequem. Schließ die Augen und atme einmal tief aus. Lass deinen Kopf leer werden... Vielleicht möchtest du dem einen oder anderen Gedanken nachschauen, der wie eine Wolke durch dein Bewusstsein zieht und Platz macht für etwas Neues... Bitte nun deine Intuition, dass sie dir ein Bild schickt als Symbol für dich selbst, wie du in diesem Augenblick in dieser Gruppe lebst und arbeitest. Das Bild kann ein Tier sein, aber es kann auch eine Pflanze sein. Warte einfach ab, was dein inneres Auge dir zeigt... (2 Min.)

Wenn du bereit bist, öffne wieder die Augen und skizziere das Bild, das du gesehen hast, auf einem Stück Papier. Du hast dafür fünf Minuten Zeit... (5 Min.)

Die Insel

Hier versetzen wir die Teilnehmer für unbestimmte Zeit auf eine Insel und fordern sie auf, Vorstellungen zu entwickeln, wie sie sich das gemeinsame Leben dort vorstellen bzw. was sie sich wünschen oder was sie vielleicht befürchten. Die Gestaltungsaufgabe gibt der Gruppe den Anstoß, sich aus einem veränderten Blickwinkel zu sehen und ihre Kooperationsmöglichkeiten zu erforschen.

Für diese Aufgabe sollte die Gruppe nicht zu groß sein, zwölf bis vierzehn Teilnehmer sind optimal. Für das Bild benötigen wir drei Flipchartbögen nebeneinander.

Anleitung

Dies ist eine Gelegenheit, an Kindheitsphantasien anzuknüpfen, die die meisten von uns längst vergessen haben. Mancher von euch hat sich als Kind in der Phantasie vielleicht wie Robinson auf eine Insel begeben und dort ein abenteuerliches Leben geführt. Eine Insel kann unsere besten Seiten wecken!

Stell dir vor, du bist mit der ganzen Gruppe auf einer kleinen Insel... Diese Insel gehört euch allen. Du hast dreißig Minuten Zeit, um gemeinsam mit den anderen eine Vorstellung davon zu entwickeln, wie ihr euch den Aufenthalt auf dieser Insel vorstellt, und diese Vorstellung zu Papier zu bringen. Du kannst verschiedene Farben benutzen und mit jedem aus der Gruppe kooperieren. Dabei soll nicht gesprochen werden.

Erst nach Abschluss des Bildes werden wir darüber reden, wie diese Art der Zusammenarbeit für jeden gewesen ist, was dabei gut klappte bzw. an welchen Stellen es schwierig wurde... (30 Min.)

Transfer

Am Ende einer Lern- oder Therapiegruppe überlegen Teilnehmer und Leiter häufig, was alle Beteiligten gelernt haben bzw. welche Veränderungen stattgefunden haben.

Dies ist eine ganz einfache Kunstübung für das Ende einer Lernperiode. Sie hat fast schon den Charakter eines Rituals.

Anleitung

Am Ende unserer gemeinsamen Arbeit kannst du dir einige Fragen stellen. Das wird dir das Gefühl geben, dass du einen Schlusspunkt setzt bzw. dass du etwas weitergekommen bist. Diese Fragen können z. B. lauten:

- Was nehme ich von hier mit?
- Was habe ich über mich selbst herausgefunden?
- Was habe ich über die Art und Weise gelernt, wie ich mich an einer Gruppe beteilige?
- Was habe ich zum Thema dieser Gruppe gelernt? Was war mir neu? Was war eine Bestätigung von schon Bekanntem?
- Wie hat sich der Lernprozess in dieser Gruppe auf mein körperliches und emotionales Wohlbefinden ausgewirkt?

Während du diese Fragen langsam durch deinen Geist ziehen lässt, kannst du in deinem Bewusstsein ein Bild auftauchen lassen. Es ist die Antwort deiner Intuition auf diese Fragen. Konzentriere dich auf das Bild, mit offenen oder mit geschlossenen Augen, ganz wie es für dich am besten ist... (1-2 Min.)

Danke deiner Intuition für dieses Bild und nimm dir einen Bogen Papier. Du hast sechs Minuten Zeit, um es mit Wachsmalstiften, Ölkreide oder Filzschreiber festzuhalten... (6 Min.)

(Anschließend zeigt jeder sein Bild und teilt seine Gedanken und Empfindungen dazu mit.)

Swimmingpool

Wir erstellen eine lebende Collage, die diagnostischen Zwecken dient. Jeder zeigt durch seine Position im Raum an, wo er im Lernprozess der Gruppe zur Zeit steht, aber auch, wie es ihm emotional und im Hinblick auf seine sozialen Beziehungen geht. Der Gruppenleiter kann sich auf diese Weise schnell ein Bild machen und die Teilnehmer ebenso. Der Zeitbedarf ist gering und der Gewinn für den Zusammenhalt der Gruppe und den Lernprozess kann beträchtlich sein.

Die Eindrücke aus der Übung können in einem Bild festgehalten werden, in diesem Zusammenhang ist das jedoch nicht beabsichtigt.

Anleitung

Bitte stell dir vor, dass unser Gruppenraum ein Schwimmbecken ist. Hier, wo ich stehe, ist der flache Teil, und auf der gegenüberliegenden Seite der tiefe. Betrachte den Swimmingpool als Metapher für die gesamte Gruppensituation und geh an den Platz, wo du deiner Meinung nach stehst – in dieser Gruppe, in diesem Lernprogramm, in diesem Gruppenprozess.

Es ist nicht nötig, dass du auf Anhieb den Platz findest, der für dich passt. Lass dir Zeit, mit deiner Position zu experimentieren, bis du das Gefühl hast, dass du an der richtigen Stelle stehst. Beachte dabei bitte die folgenden Orientierungspunkte:

- tiefes und flaches Wasser,
- die Stellung der anderen Gruppenmitglieder,
- die Stellung des Leiters,
- die Position von Fenstern und Türen. (2-3 Min.)

(Wenn das Bild zur Ruhe gekommen ist, erläutert jedes Gruppenmitglied seine Position und kann auch auf die der anderen reagieren.)

Bestandsaufnahme

Dies ist eine etwas ausführlichere Aktivität für die Schlussphase. Üblicherweise werden die Teilnehmer am Ende eines Kurses zu einer verbalen Reflexion eingeladen. Dann können sie sich mit ihrem analytischen Verstand äußern. Wir schlagen hier einen anderen Weg ein und wenden uns an die emotionale, körperbetonte rechte Hemisphäre. Das ist ebenfalls hilfreich, um das Gelernte zu verankern.

Anleitung

Ich möchte euch dazu einladen, über diese Gruppe nachzudenken. Wir werden dazu eine Art Bestandsaufnahme machen, und zwar mithilfe unserer Phantasie und unserer Malkunst.

Mach es dir auf deinem Platz bequem, die Füße flach auf dem Boden. Achte darauf, dass dein Rücken gerade ist.

Wenn du magst, kannst du auch die Augen schließen und ein paar Augenblicke auf deinen Atem achten, auf die Bewegung von Bauch und Brust und auf das Empfinden von Kühle in deiner Nase... Du sollst nichts verändern an der Art, wie du atmest... Es reicht vollkommen aus, wenn du deinen Atem geduldig beobachtest, wenn du mit deinem Geist an eine Stelle gehst, wo er zur Ruhe kommen kann... (1-2 Min.)

Und nun stell dir bitte vor, dass du ein Reisender unterwegs bist. Deine Reise hat dich in diese Gruppe gebracht und du hast hier mit uns gearbeitet. Denke zurück an den Anfang: Was hast du hier gelernt? Lass geduldig ein Bild oder ein Symbol in deinem Geist aufsteigen, das zeigt, was du von hier mitnehmen kannst... (1 Min.)

Wenn du dir darüber klar geworden bist, wie deine Ernte aussieht, dann frage dich, was du hier zurücklassen möchtest, was du nicht mehr brauchst, was überholt ist und was in Zukunft nur eine Belastung für dich wäre. Lass wiederum ein Bild in dir aufsteigen, das zeigt, welchen Ballast du zurücklassen kannst... (1 Min.)

Denke nun daran, wie die Reise weitergeht. Diese Gruppe geht zu Ende, aber dein Weg führt dich weiter zu neuen Menschen, zu neuen Aufgaben, zu neuen Erfahrungen. Auf welches Reiseziel möchtest du dich innerlich einstellen?... Lass wiederum ein Bild in dir aufsteigen, das auf dieses Ziel hinweist...

Öffne jetzt bitte die Augen, nimm dir drei Bögen Papier und male drei Bilder: Was nehme ich mit?... Was lasse ich zurück?... Wohin gehe ich?... (10 Min.)

Gruppensymbol

Diese Aufgabe ist für Gruppen gedacht, die längere Zeit miteinander verbringen: ambulant über mehrere Wochen, en bloc über ein Wochenende oder noch länger. Die Aufgabe, gemeinsam ein Symbol für die Gruppe zu finden und zu gestalten, berührt die wichtigsten Aspekte der Gruppenarbeit: den Lernprozess, die emotionale Atmosphäre, die Beziehung zum Gruppenleiter, Tempo und Rhythmus des Lernens. Die große Bedeutung der Aufgabe liegt vor allem darin, dass es nicht der Leiter ist, der sich Gedanken macht, sondern dass die Gruppenmitglieder selbst ihre Situation reflektieren. Wenn die vielfältigen Meinungen mit Ruhe und Toleranz angehört werden können, so ist das ein gutes Zeichen.

Wenn die Gruppe mehr als zehn Mitglieder hat, ist es empfehlenswert, Teilgruppen zu bilden. Das hat auch den Vorteil, dass verschiedene Perspektiven entwickelt werden können.

Anleitung

Nun arbeitet ihr schon eine Weile in dieser Gruppe. Ihr habt die anderen Gruppenmitglieder kennengelernt... Ihr habt erlebt, wie sich die Atmosphäre in der Gruppe entwickelte... Ihr habt Höhen und Tiefen im Lernprozess erlebt, Krisen und den einen oder anderen glücklichen Moment. Heute sollt ihr alle diese Erfahrungen zusammenfassen und unserer Gruppe Respekt erweisen, die so viel möglich gemacht hat. Ihr sollt nämlich ein Symbol für diese Gruppe finden und zeichnen. In diesem Fall ist es angebracht, dass ihr miteinander sprecht, um euch zu einigen. Viele Antworten sind möglich, und es gibt kein Richtig oder Falsch. Man kann aber nur dann von einem Gruppensymbol sprechen, wenn es von allen geteilt wird.

Ihr habt 45 Minuten Zeit, um euer Gruppensymbol zu finden und zu zeichnen. (45 Min.)

(Stellen Sie Flipchart-Papier und Ölkreiden zur Verfügung.)

Gruppenmandala

Diese Malaufgabe passt gut an den Anfang einer Gruppe, aber auch an andere Stellen, wenn die Teilnehmer etwas zusätzliche Inspiration gebrauchen können.

Die Gruppe fertigt ein gemeinsames, großes Mandala an. Eine Möglichkeit besteht darin, es den Teilnehmern völlig zu überlassen, wie sie das Mandala gestalten möchten. Wenn die Gruppe nicht zu groß ist, kann das zu bedeutsamen Ergebnissen führen. Bei größeren Gruppen ziehe ich es jedoch vor, ein Thema für das Mandala vorzuschlagen. Dafür eignen sich alle Probleme, mit denen sich die Gruppe gerade auseinandersetzt, z.B.: Vertrauen, Zuverlässigkeit, Kreativität, Gerechtigkeit etc. Als gut geeignet hat sich auch das Thema «Hoffnung» erwiesen. Es bringt eine positive Note und fokussiert die Energie auf ein Ziel.

Anleitung

Bitte legt einen oder zwei Flipchartbögen auf den Boden und malt einen großen Kreis auf das Papier, möglichst ebenmäßig und schön rund. Wir wollen unsere Phantasie anregen, indem wir diesen Kreis mit der Bezeichnung «Mandala» ehren.

Ihr sollt gleich selbst entscheiden, wie ihr dieses Mandala gestalten wollt. Findet eine ästhetische Form, die zu dieser Gruppe und zu eurer Stimmung passt. Ich möchte nur eine Anregung geben. Lasst euch bei diesem Gruppenmandala von der Kraft der Hoffnung inspirieren, die in dieser Gruppe lebt, vielleicht an einigen Stellen versteckt, an anderen Punkten offener spürbar, in jedem Fall jedoch unverzichtbar, wenn sich die Gruppe weiter entwickeln möchte.

Bei diesem Projekt könnt ihr miteinander reden. Entscheidet euch, mit welcher Hand ihr zeichnen wollt – mit eurer dominanten oder mit eurer ungeübten Hand. Ihr habt 45 Minuten Zeit für dieses Projekt... (45 Min.)

Der Ausbruch

Jede Gruppe ist darauf angewiesen, Neues zu lernen, Ungewohntes auszuprobieren, über Routine und Tradition hinauszugehen. Das Experiment ist eine schöne Kreativitätsübung, die in jeden Kontext passt.

Anleitung

Vielleicht habt ihr von dem Zauberkünstler Houdini gehört. Er ließ sich mit eisernen Ketten gefesselt in einen Wasserbehälter werfen, um sich unter Wasser von seinen Fesseln zu befreien und dann strahlend wieder aufzutauchen. Solche Selbstbefreiungserlebnisse finden in jedem Leben statt. Sie verdienen es, dass wir sie nicht vergessen, sondern uns immer wieder vor Augen führen, dass auch wir über magische Kräfte verfügen, um uns aus schwierigen Situationen oder aus einer scheinbar aussichtslosen Lage zu befreien.

Ich werde euch gleich zu einem Phantasieexperiment einladen. Es kann euch immer wieder daran erinnern, dass ihr eure Fesseln sprengen und die Freiheit gewinnen könnt:

Mach es dir auf deinem Platz bequem und schließ die Augen... Atme drei Mal tief aus und sieh das Bild eines kleinen, ruhigen Teiches vor dir, um dich tief zu entspannen. Lass den Teich zum Symbol werden für deine eigenen, inneren Schätze. Während du dasitzt und auf das Wasser schaust, kannst du den Klang der Stille genießen und alle Geräusche, die sonst noch an dein Ohr kommen. Bemerke am Grund des Teichs verschiedene Steine und Kiesel. Sie repräsentieren die Stärken und Talente, die du schon hast. Mit deiner Intuition erkennst du jetzt jede einzelne deiner Stärken, auch wenn dein Tagesbewusstsein davon nichts weiß. Vielleicht hast du einige vergessen, andere hast du noch gar nicht kennengelernt. Dennoch fühlst du dich optimistisch und neugierig, was du damit im Leben erreichen wirst.

Am Rand des Teichs liegen ein paar Steine, die Stärken repräsentieren, von denen du gern mehr hättest. Entscheide, woran dir vor allem liegt: körperliche Entspannung, geistige Ruhe, kreative Phantasie oder Selbstsicherheit. Hebe einen Stein auf, der das verkörpert, was du dir wünschst... Studiere ihn sorgfältig: Form, Oberfläche, Farbe und Gewicht...

Dann wirf ihn in den Teich und beobachte, wie er sanft durch das klare Wasser zu Boden sinkt und dort sicher und behütet zur Ruhe kommt...

Nun kannst du noch einen Schritt weiter gehen und etwas ausprobieren, was viele Artisten und Entfesselungskünstler vor dir geschafft haben:

Stell dir vor, du bist in einer Kiste eingesperrt... Wie viel Platz hast du darin?... Aus welchem Material ist diese Kiste?... Wie groß ist sie?... Und wie fühlst du dich darin?... Kannst du etwas sehen?... Und wie atmet es sich im Innern der Kiste?...

Wenn du gleich immer stärker den Wunsch verspürst, dich aus der Kiste zu befreien, dann fang damit an, etwas tiefer zu atmen. Das gibt dir zusätzliche Energie... Und wie willst du es anstellen, aus der Kiste herauszukommen? Reicht deine persönliche Energie aus? Benötigst du irgendein Hilfsmittel? Willst du deinen Wunsch, herauszukommen, hörbar oder unhörbar aussprechen?... (1 Min.)

Stell dir nun vor, dass du es geschafft hast und außerhalb der Kiste bist. Schau dich um, betrachte die Kiste. Wie fühlst du dich?...

Schau jetzt nach vorn in die Richtung, in die du vielleicht gehen möchtest... Was kannst du dort sehen?... Nahe vor dir... oder aber in weiter Ferne?... Merk dir die Richtung und vertraue auf die Stärken, die tief in dir liegen...

Wenn du bereit bist, dann kannst du nun die Augen langsam in deinem persönlichen Rhythmus wieder öffnen...

Nimm dir ein Blatt Papier und zeichne dein Erlebnis. Lass dir dafür zehn Minuten Zeit... (10 Min.)

Der fliegende Teppich

Dieses Kunstexperiment kommt unserer Neugier, unserer Abenteuerlust und unserer Sehnsucht nach immer neuen Ufern entgegen. Wir geben den Teilnehmern nur das Bild des fliegenden Teppichs und überlassen es ihnen vollständig, wohin sie fliegen, wo sie landen und was sie dort tun möchten. Fast alle Teilnehmer erleben diese Situation intensiv und kommen mit vielen Anregungen für die Gestaltung zurück.

Anleitung

Wenn du den Wunsch hast, alte Gedankenmuster zu verändern, dann kannst du das mithilfe deines Atems tun. Unsere Gedankenmuster sind mit unseren Atemmustern verbunden. Und wenn du deine Art und Weise zu atmen änderst, dann änderst du damit auch deine Gedanken.

Wenn du z.B. bemerkst, dass du irgendeine alte Angewohnheit loswerden möchtest, dann kannst du einfach ausatmen und dir vorstellen, dass du sie mit deinem Atem hinausbeförderst. Atme anschließend drei Mal tief ein und spüre, wie frisch du dich nun fühlst...

Und wenn du etwas Neues ausprobieren willst, dann mach das Gegenteil: Atme ganz tief ein, um dir das Neue einzuverleiben... So kannst du deinen Atem benutzen, um die Art deines Denkens zu verändern.

Vielleicht willst du jetzt oder etwas später die Augen schließen... Stell dir vor, dass du auf einem kleinen, handgearbeiteten Teppich sitzt... Er hat ein Muster, das dir gefällt, Farben, die zu dir sprechen, und du weißt, dass dies ein magischer Teppich ist, ein Teppich, der fliegen kann...

Und schon bemerkst du, dass sich der Teppich mit dir in Bewegung setzt. Er steuert auf ein offenes Fenster zu und du schwebst auf ihm hinaus... höher und höher hinauf... über die Dächer, über die Bäume, über Gärten und Felder, in den weiten Himmel hinein... Es scheint dir, als ob du diese Reise nicht zum ersten Mal machst, sondern dass sie dir seit Kindertagen vertraut ist oder sogar noch länger. Im Nu vergeht die Zeit, und du bemerkst, dass der Teppich zum Sinkflug ansetzt... Du schwebst langsam hinab, tiefer und tiefer, bis du sicher und bequem landest... Wo bist du gelandet? Schau dich um. Was siehst du? Wie fühlst du dich hier? Du hast zwei Minuten Zeit, um dein Reiseziel zu genießen. Diese zwei Minuten werden dir sehr viel länger vorkommen, lang genug, um dir alte Wünsche und Hoffnungen zu erfüllen... (2 Min.)

Nun ist es Zeit für die Rückkehr. Lass dich von deinem Teppich wieder hierher zurückbringen, in diesen Raum, in diese Gruppe.

Und in deinem persönlichen Rhythmus kannst du dann deine Augen öffnen… Nimm dir ein Blatt Papier und zeichne dein Erlebnis oder einen Teil davon, was immer dir passend erscheint. Du kannst Ölkreiden dafür benutzen, aber wenn du Lust hast, kannst du auch Aquarell- oder Acrylfarben nehmen… Du hast für deine gemalten Reiseerinnerungen eine halbe Stunde Zeit… (30 Min.)

Erzählen und Malen

Wer etwas entdecken möchte, wer kreativ sein will, der braucht die Fähigkeit zur geduldigen Beobachtung. Dasselbe gilt für die Kunst der Improvisation, im Leben und im Beruf. Nur das, was wir bemerken, gehört zu unserer Welt. Darum lohnt es sich, die Augen zu öffnen und auf die Details zu achten. Es gibt eine alte, buddhistische Geschichte von einem weisen Mann und seinem Schüler, die beide einen Berg besteigen wollen. Der Schüler möchte die Zeit gut ausnutzen und fragt nach dem Sinn des Lebens. Der weise Mann antwortet, dass es drei Antworten gibt. Die erste Antwort lautet: «Sei aufmerksam.» Nach einer Weile stellt der Schüler seine Frage von Neuem, und auch die zweite Antwort lautet: «Sei aufmerksam.» Und genauso geschieht es beim dritten Mal. Was können wir aus dieser Geschichte lernen? Wir können z. B. versuchen, uns – soweit uns das möglich ist – auf das zu konzentrieren, was wir gerade tun, und darauf zu verzichten, mehrere Dinge gleichzeitig erledigen zu wollen. Wenn wir unsere Aufmerksamkeit aufteilen, zahlen wir dafür einen hohen Preis: Gefühle und Gedanken driften auseinander.

In diesem Kunstexperiment werden die Prinzipien Aufmerksamkeit und Konzentration auf ungewöhnliche Weise trainiert.

Anleitung

Geschichten zu erzählen ist eine alte Gabe der Menschheit und unerlässlich, wenn Kinder intelligent und glücklich werden sollen. Auch in Gruppen können wir heutzutage Geschichten erzählen. Ich habe mir eine besondere Art und Weise ausgedacht, wie wir das Erzählen einer Geschichte mit dem Malen einer Geschichte verbinden können.

Dieses Experiment hat zwei Teile. Im ersten Teil erzählen wir gemeinsam eine Geschichte. Diese Geschichte wird nicht lang sein, und jeder soll dazu beitragen. Es ist völlig offen, wovon die Geschichte handelt. Sie entsteht durch unsere kollektive Phantasie. Doch es gibt eine Regel, die beachtet werden muss: Jeder von uns darf jeweils nur ein Wort sagen, dann kommt der Nächste an die Reihe usw. Die Geschichte wächst also jeweils um ein Wort. Insgesamt darf jeder zwei Wörter beisteuern. Es ist egal, in welcher Reihenfolge ihr sprecht, aber bitte zählt mit, damit ihr nicht mehr und nicht weniger als zwei Wörter beitragt. Versucht unter diesen strengen Bedingungen eine Geschichte zu gestalten, die uns auf irgendeine Weise anspricht. Einer von uns wird die Geschichte für alle sichtbar Wort für Wort auf Flipchart schreiben…

Im zweiten Teil des Experiments werden wir dann alle gemeinsam ein Bild zu der Geschichte malen, zu dem wiederum jeder beiträgt, mit Ölkreiden, Filzstiften oder Wachsmalstiften. Beim Malen soll nachher nicht gesprochen werden. Wir werden darauf achten, was die anderen tun, und uns Mühe geben, daran anzuknüpfen. Für das Malen werden wir uns dreißig Minuten Zeit nehmen... (30 Min.)

Trios

Dieses Experiment bietet den Teilnehmern Gelegenheit, sich mit der Wahrnehmung eigener und fremder Gefühle zu beschäftigen. Wir verwenden dazu das Medium der lebendigen Skulptur, das für diesen Zweck günstiger ist als die Abbildung auf Papier. Um die notwendige Intimität zu sichern, kommen die Teilnehmer in Trios zusammen. Trios sind eine gute Formation, um auch komplexe Gefühle zu inszenieren.

Anleitung

Wir wollen uns heute mit Gefühlen beschäftigen und dabei alles ausnutzen, was an Erfahrung und Weisheit in der Gruppe vorhanden ist. Wenn ich meine Erklärung abgegeben habe, sollt ihr euch in Trios aufteilen, die dann eine halbe Stunde lang zusammenarbeiten werden. Die Trios sollen an verschiedenen Plätzen arbeiten, damit wir einander nachher mit dem überraschen können, was wir erarbeitet haben.

Jedes Trio wird sich zunächst auf ein Gefühl einigen, das näher erforscht werden soll. Ihr könnt ein schwieriges Gefühl wählen wie Angst, Ärger oder Verletzung, oder ein positives Gefühl wie z. B. Liebe, Hoffnung, Dankbarkeit. Überlegt dann gemeinsam, wie ihr dieses Gefühl am besten durch eine lebendige Skulptur darstellen könnt. Ihr könnt eine Person zur Skulptur machen, aber ihr könnt auch zu zweit oder zu dritt die Skulptur bilden. Das Ziel besteht darin, das Gefühl minimalistisch darzustellen. Es soll, wie das im Leben so oft der Fall ist, spürbar sein und gleichzeitig versteckt, sodass der Betrachter es nicht allzu leicht hat, das Gefühl zu erraten.

Nachher werdet ihr zusammenkommen und eure Skulpturen eine nach der anderen vorführen. Die Übrigen sollen raten, um welches Gefühl es sich handelt... (30 Min.)

Die Leiterin/der Leiter zeichnet

Hier haben Sie als LeiterIn die Chance zu beweisen, dass Sie zu Humor und Selbstironie in der Lage sind. Die Rollen werden umgekehrt: Die Teilnehmer sagen Ihnen, was Sie zeichnen sollen. Auch Sie haben natürlich das Recht auf Verweigerung und müssen nichts zeichnen, was Ihnen unangenehm wäre.

Besonders für schüchterne Gruppenmitglieder ist dies eine schöne Möglichkeit, ihre Befangenheit einer Autorität gegenüber zu vergessen. Und für Sie als GruppenleiterIn ist es eine sehr gute Gelegenheit, sich daran zu erinnern, wie ambivalent wir sind, wenn wir Anweisungen folgen sollen.

Anleitung

Ich werde mich jetzt gleich in die Mitte an einen Tisch setzen mit Ölkreiden und mit Papier in verschiedenen Formaten. Damit zeige ich meine Bereitschaft, Vorschläge von euch entgegenzunehmen und damit zu experimentieren. Je einer von euch soll mir einen Vorschlag machen, den ich dann umsetzen werde. So bekommt jeder die Chance, mir eine Anweisung zu geben... (30 Min.)

iskopress

Auf den nächsten Seiten finden
Sie mehr zum Thema Kunst
und Technik der Gruppenleitung.

Kunttherapie für Kinder und Jugendliche

iskopress

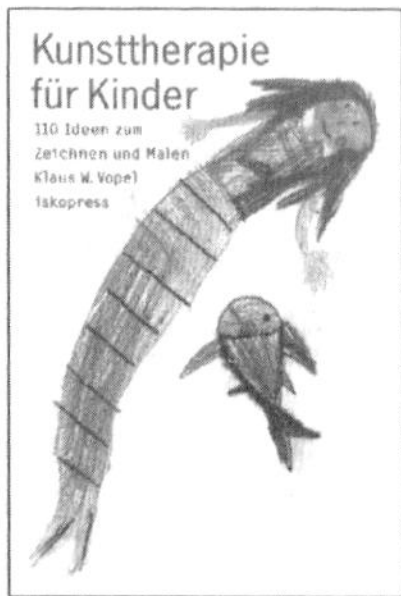

Klaus Vopel
Kunsttherapie für Kinder
110 Ideen zum Zeichnen und Malen
142 Seiten, Paperback
ISBN 978-3-89403-458-0

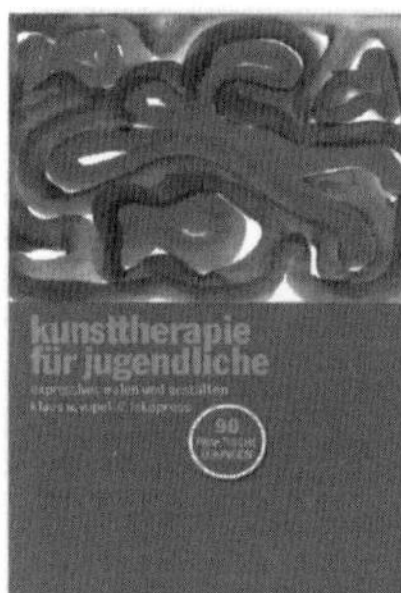

Klaus W. Vopel
Kunsttherapie für Jugendliche
90 Ideen zum Malen und Gestalten
132 Seiten, Paperback
ISBN 978-3-89403-398-9

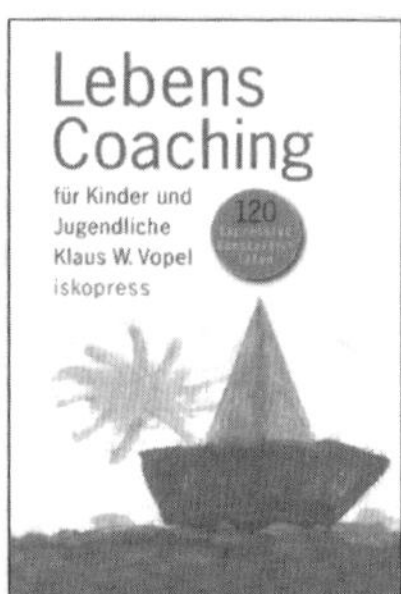

Klaus W. Vopel
Lebenscoaching für Kinder und Jugendliche
Expressive Kunstaktivitäten
142 Seiten, Paperback
ISBN 978-3-89403-459-7

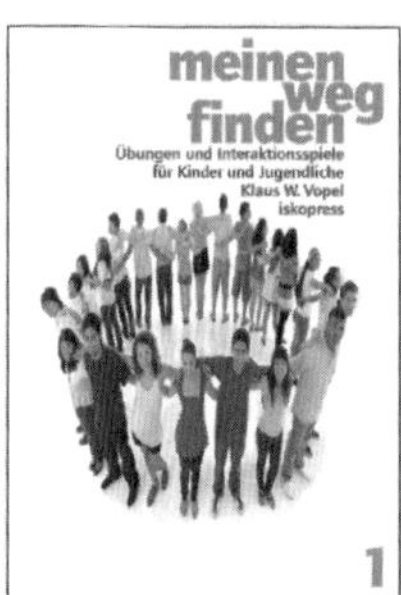

Klaus W. Vopel
Meinen Weg finden 1+2
Neue Interaktionsspiele für Kinder und Jugendliche
Band 1: ISBN 978-3-89403-341-5
Band 2: ISBN 978-3-89403-342-2
je 144 Seiten, Paperback

Therapeutisches und Kreatives Schreiben

iskopress

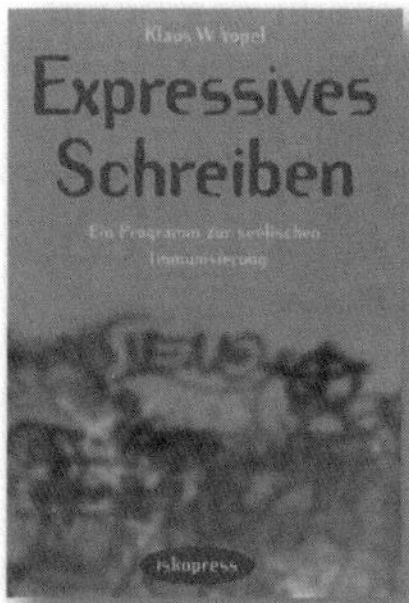

Klaus W. Vopel
Expressives Schreiben
Ein Programm zur seelischen Immunisierung
120 Seiten, Paperback
ISBN 978-3-89403-336-1

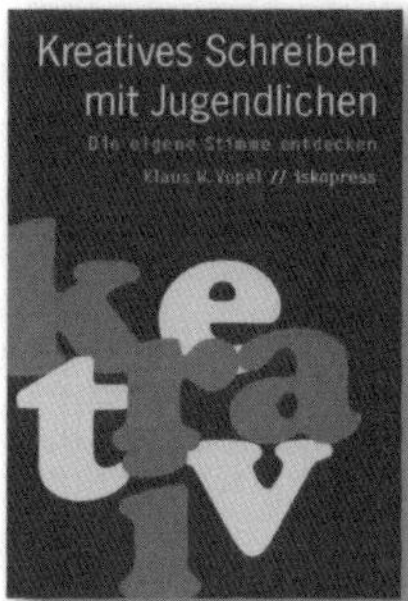

Klaus W. Vopel
Kreatives Schreiben mit Jugendlichen
Die eigene Stimmer entdecken
190 Seiten, Paperback
ISBN 978-3-89403-397-2
Paperback

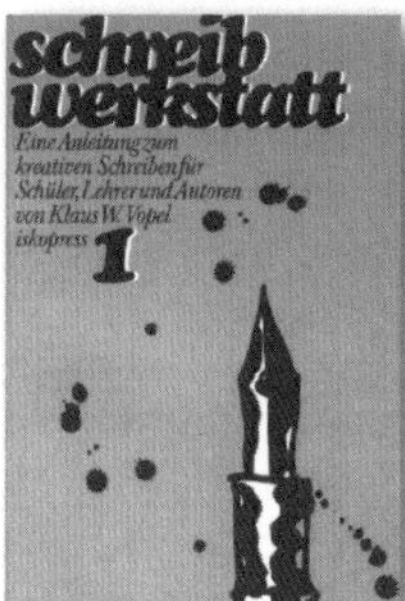

Klaus W. Vopel
Schreibwerkstatt 1+2
Eine Anleitung zum kreativen Schreiben für Lehrer, Schüler und Autoren
Band 1: ISBN 978-3-89403-311-8
206 Seiten, Paperback
Band 2: ISBN 978-3-89403-312-5
164 Seiten, Paperback

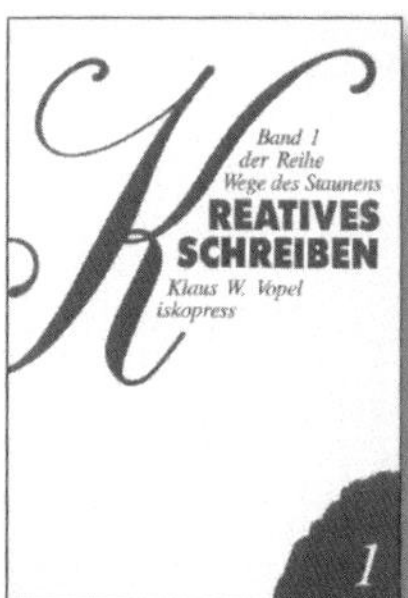

Klaus W. Vopel
Kreatives Schreiben
140 Seiten, Paperback
ISBN 978-3-89403-251-7